診療情報管理士のための

やさしい医療統計学

監修　日本病院会　診療情報管理士教育委員会
編集　日本診療情報管理学会　生涯教育委員会

じほう

序

　「医療統計学」は，診療情報管理士通信教育専門課程の授業科目であり，教科書，リポート問題集による学習の他，スクーリング講義でも学びます。

　しかし，限られた講義時間と自学習のみでは理解しにくい難解な科目であり，その理解不足を解消するべく，平成17年秋より日本診療録管理学会（現日本診療情報管理学会）の生涯教育研修会において，「診療情報管理士のためのやさしい統計学シリーズⅠ～Ⅲ」の講演を行い，その企画を基に医療統計学の副読本として誕生したのが「診療情報管理士のためのやさしい統計学」であり，平成20年2月29日に初版を刊行いたしました。

　その後，平成20年11月の第38回生涯教育研修会より，執筆者である講師の先生方から本書を解説した講演を行い，診療情報管理士通信教育受講生からも副読本として活用されるようになり，本来の目的としての役割を果たしております。

　この度，「診療情報管理士のためのやさしい医療統計学」と改題して新たに発刊するにあたり，編集を学会の名称変更に伴い「日本診療情報管理学会　生涯教育委員会」とし，内容もさらに充実させ，より理解しやすい書籍としました。

　これにより，本書が診療記録に含まれる必要な医療情報から統計的方法による分析と視覚化を学習し，医療機関の統計資料について適切な解釈ができるための手引書となることを確信いたしております。

　初版同様，ご執筆いただきました診療情報管理士教育委員会専門課程小委員会の委員並びに診療情報管理士通信教育スクーリングの講師である阿南誠先生，入江真行先生，中村洋一先生，三木幸一郎先生の4先生方には，本書の改訂にご尽力を賜りましたことを深く感謝申し上げます。

　2010年春

診療情報管理士教育委員会
委員長　大井　利夫

「診療情報管理士のためのやさしい統計学」
刊行にあたって

　日本診療録管理学会では，平成15年から診療情報管理士の知識・技能の向上を図ることを目的として，生涯教育委員会を中心に，毎年春，秋，冬に診療情報管理士生涯教育研修会を開催し，毎回大変盛況を博しています。

　医療に関する多くのデータは，適切な収集と正しい統計処理により，情報として活用することが出来ます。したがって，その統計処理が適切でないとデータそのものの意味を失ってしまう可能性さえあります。診療情報管理士の重要な業務の一つに疾病等の統計処理がありますが，病院の事務職にとって統計処理手法を十分に理解するにはかなりの修学努力が必要となります。そこで，平成17年秋，平成17年冬，平成18年春の3回にわたり生涯教育研修会にて，「診療情報管理士のためのやさしい統計学シリーズⅠ～Ⅲ」の講演を行ってきました。しかし，講演だけの内容では理解が難しいとの声も多く，そのため生涯教育委員会では日常業務の手引書として，よりわかりやすく解説した内容の書籍を発刊することにいたしました。執筆は，診療情報管理課程通信教育の講師であり，生涯教育研修会でもご講演をいただいた阿南誠先生，入江真行先生，中村洋一先生，三木幸一郎先生の4先生にお願いいたしました。

　診療情報管理士の皆様には，統計処理の目的，手法をご理解いただき，診療情報管理の現場で役立てていただけますよう期待しております。

　終わりに，生涯教育研修会でのご講演ならびに本書の出版にご尽力を賜りました多くの方々に，深く感謝申し上げます。

2008年春

日本診療録管理学会
理事長　大井　利夫

執筆者一覧

阿南　　誠
国立病院機構九州医療センター医療情報管理部医療情報管理室長　＜第1章，第5章＞

三木幸一郎
北九州市立医療センター内科部長　　　　　　　　　　　　　　　＜第2章＞

入江　真行
和歌山県立医科大学先端医学研究所医学医療情報研究部准教授　　＜第3章＞

中村　洋一
茨城県立医療大学保健医療学部人間科学センター教授　　　　　　＜第4章＞

統計学と仲良くなりたいみなさんへ

「統計」という言葉を聞いて，皆さんはまず何を思い浮かべるでしょうか？ 病院の疾病統計？ 教科書に載っていたΣの記号？ それとも日本の少子化問題？ 紅白歌合戦の視聴率？ 旅行を予定している週末の天気予報？

いずれにしても，多くの人たちにとって普段なんとなく耳にするなじみ深い一方で，敷居の高い難しいものだという矛盾した存在なのが，統計学ではないかと思います。

診療情報管理士の専門課程のスクーリングで，皆さんは医療統計学を学びました。しかし，3時間の講義と限られた量のレポート・実習だけで統計学を理解するのは，なかなか大変だったのではないかと思います。そこで，生涯教育研修会では3回に分けて統計学のお話を企画しました。そして2008年，その企画を基に統計学の副読本のようなものが作れないかという計画が持ち上がりました。通信教育のテキストでは触れられなかったことを含めて，より身近に，よりわかりやすく感じられるように統計学の手法について書き下ろしたのが「診療情報管理士のためのやさしい統計学」です。さらに今回，すべてを見直し，「診療情報管理士のためのやさしい医療統計学」として新たに刊行したのが本書です。

統計学が扱うのは基本的に数値です。気象予報の「平年並みの気温」も，テレビの視聴率も，退院患者の疾病別件数もすべて数値です。ですから統計学的に考えるということは，数値を適切にまとめてそれを評価するということになります。評価するということは，得られた結果のなかに潜んでいる真実をつかみ取る，ということです。なんと大げさなこと！ と思われるかもしれませんね。しかし日常の生活でも必要なことなのです。

宝くじの1等が出た売り場はいつも話題になり，人が殺到します。1等が出やすい，と期待してしまうのでしょうか。さて，こういう売り場は大抵大都会であり，販売される宝くじの数も膨大になります。販売されたくじの数が多ければ当たりもそれなりに出る代わり，外れくじもたくさん売られていることに気付かねばなりません。くじを売る方は決して「どこよりも外れくじがたくさん出た売り場です！」とは言わないのですから。

巷には，さまざまな健康食品があふれています。しかし，効き目があるという宣伝を見て「効果のなかった人や逆に具合の悪くなった人はいなかったのか」考えたことがありますか。統計的手法で「有意に」効き目があることを証明できてはじめて販売できる医薬品と，効き目をうたってはいけないはずなのにいいことずくめの健康食品との違いを知っておかねばなりません。統計学的な知識があると，根拠のないウソやインチキから自分を守ることができます。

■ データとは

　この本では，まず統計で扱うデータの収集についての話から始まります。ここでは集めるデータの性質や収集方法について解説してあります。皆さんはただひたすらデータをため込んでいないでしょうか。データは使って（2次利用して）はじめて役に立ちます。言い換えれば使えないデータはゴミの山ということになります。ゴミをため込まない工夫と，使えるデータ収集を考えなければなりません。

　病院統計の場合を考えてみましょう。大切なことは，必要なデータをもれなく入手すること，データの精度に気をつけること，できるだけ標準化されたデータにすることです。
　入退院患者の数や患者基本情報は，医事会計システムから引き出してくるのが最も漏れがなく間違いが少ない，といえます。しかし，自動的に得られるデータばかりではありません。手術など侵襲的な診療行為の拾い出しには診療録そのものの点検が不可欠な場合もあります。また，例えば院内感染率を調べようとすると，その定義を明確にするとともに，どうやってその症例をもれなく拾い上げるか，ということが問題となります。
　分析するデータの精度も大切です。最も問題になるのは傷病名とICD-10コードでしょう。要約の病名欄に記載された病名そのものを単にコーディングするだけでは精度の低下につながるので，退院時要約や診療録の本文により精緻な記述がないかチェックしなければなりません。精度の高い統計を出すために，記載上の注意点を医師に教育する必要もあります。
　また，院内統計として得られた結果を一般化すること（例えば，当地区の患者の傾向を論ずる，など）には慎重でなければなりません。たとえその地区で唯一の医療機関であったとしても，病院にすぐ受診する人と病院に行きたがらない人がいる限り，推測統計学でいう「無作為に抽出された標本」にはなり得ないからです。
　得られたデータをどのようにまとめたらよいのか，という「記述統計学」は第3章で，得られたデータから全体像を把握する「推測統計学」は第4章で述べられています。

■ グラフとは

　さて，私たちは無意識に日々さまざまなグラフに接しています。新聞にもTVにも毎日グラフが氾濫しています。棒グラフ，円グラフ，折れ線グラフなどは特に説明されなくても多分みんなご存じでしょう。実は，グラフ表現というのは統計学での大切な手法の1つなのです。
　データを評価するのに，数字の並んだ表をながめてもなかなかポイントをつかむことはできません。しかし棒グラフや円グラフなどを描いてみると，量の比較や比率の変化などを直感的に理解できることに気付くでしょう。昨今さまざまなソフトウェアの普及で，誰でも容易にグラフを描くことができるようになりました。しかし適切に描かれたグラフは案外少ないものです。それは，それぞれのグラフの特徴を理解していないからだと思われ

ます。また，グラフを描く側はわかっているつもりなので独りよがりになり，グラフを見せられる側にとってはわかりづらい，場合によっては誤解してしまうようなグラフも少なくありません。

　第2章では主なグラフ表現について，何をどのように示すときに使えるのか，いくつかの例をあげて説明してみました。グラフ表現はこれだけではありませんが，あとは日常で実際に目にするグラフをみながら工夫して欲しいと思います。

■ 記述統計学とは

　集められたデータの整理は一般に記述統計学と呼ばれます。第3章では度数分布，代表値，散布度と相関についてまとめてあります。全部足して，足した個数で割る「平均値」は最もよく知られている「代表値」だと思います。みんなで食事に行った後の割り勘でおなじみですが，もし1人だけ大食漢や大酒飲みがいたら支払いの時に不公平感がつのるでしょう。入院日数や世帯あたりの貯蓄額など，その分布が左右で極端に歪んでいる場合，平均値よりも最頻値などの方が代表値として理解が得られやすい場合もあります。代表値1つとってもその選び方には注意が必要なことがわかります。

　代表値とともに重要なばらつきの指標（散布度）についても範囲，四分位偏差，標準偏差などがあります。これらの特徴を知っておいてください。

　代表値にしても散布度にしても何種類かあるということは，いずれも他より絶対的に有効・優位ではないことを示しています。それぞれの特徴を知り，適切に使い分けることが重要です。

■ 推測統計学とは

　推測統計学と呼ばれる分野は，多くの人たちにとって取っ付きにくいもののようです。しかし，内閣の支持率や紅白歌合戦の視聴率など皆さんもご存じでしょう。一部の人について調べ，全体を推測するわけですから，まさに推測統計学の手法の応用です。ここでは一部の人が「標本」，日本全体が「母集団」ということになります。内閣の支持率56％，などは数値を1つ決めることですから点推定とよばれます。もちろん真の支持率は，この値を中心に幅を持った一定の範囲にあるはずですが確かめることはできません。それでも大きく外れてはいないと皆が納得し，判断や行動の根拠にしているのです。

　さて，母数の推定とは異なりますが，幅を持って推定することはわれわれも日常無意識に行っています。皆さんは職場に遅刻しないように何時に家を出ますか？　通勤時間に平均1時間かかると経験上知っていて，ちょうど1時間前に家を出たら，おそらく2日に1日は遅刻でしょう。多少の幅を見込んで少し早めに家を出るのは誰でもしていることですが，どのくらい幅をとったらいいでしょうか。ばらつきの少ない鉄道などを利用している人は例えば5分余裕を見込むとして，渋滞に影響されるマイカー通勤の人はもっと余裕をもって出かけると思います。20回に1回遅刻するくらいの余裕だと，信頼係数95％の推定

をしているのと同様になります。どうしても遅刻を避けたいときにはさらに早く家を出るでしょう。100回に1回の遅刻なら信頼係数99％の幅を選ぶことと同じです。ここで重要なのは，どんなに幅を広げても絶対に外れない（100％遅刻しない）ことはあり得ない，ということです。

　母集団の状態について幅を持って推定するという手法は産業の世界では常識です。例えば食品のパックに規定通りの量が入っているか，電球の球が本当に1,000時間長持ちするのかなどです。商品が規格通りにできあがっているか全部を調べていたのでは売るものがなくなってしまいます。

　このような場合，無作為に一部（標本）を取り出して調べます。100g入りの菓子袋であっても，標本の平均がぴったり100gになることはまずありません。得られた数値から計算される真の重量の幅（範囲）のなかに100gが入っていればよいわけです。このとき標本のばらつきが小さいほど，推定する幅は狭くなります。また，一般に標本の数が多いほど幅は狭くなります。このあたりは本文の説明と式を見ながら読み取ってみてください。

　推測統計学の中でなかなか一般に理解しにくいと思われているのが統計的検定でしょう。検定っていったい何のためにあるの？　と思っている方もいると思います。一言で言えば，一部の状態から全体を判断するための知恵，ということです。一瞥して薬Aより薬Bの方が有効なようだ，とか，男性と女性とでは死因に違いがありそうだ，という場合，どのように確かめたらいいでしょうか。それが検定です。

　薬Aより薬Bの方が有効だ，という場合を考えて見ましょう。その違いが「偶然とは考えられない」とき「効き目に差がある」と判断するわけです。ここで，偶然とは考えられない，つまり「めったに起きないことを偶然ではないと見なす」線引きとして，「有意水準（危険率とも呼ばれます）α」を定めます。

　有意水準として0.05（5％），または0.01（1％）を伝統的に用いることは，すでに通信教育で学びました。有意水準5％とは，そのことが起こる可能性（確率）が20回に1回より少ない場合，有意水準1％とは100回に1回より少ない場合に「偶然とは考えられない」と線引きをすることです。その線引きをきちんと決めて，計算結果に基づいて客観的に判断するのが統計的仮説検定なのです。

　扱うデータの性質によって分布の形が異なりますから，検定のための計算方法はさまざまになります。主な検定方法については第4章をご覧ください。

　前置きが長くなりました。この本が読者の睡眠薬でなく，折に触れて繰り返し手に取ってもらえるような本になれば，と願っています。

2010年春

執筆者一同

目　次

第1章　データを収集する ………………………………………………… 1

1 医療機関の中にはどのようなデータがあるか ………………………… 3
　　1）診療情報管理士が扱うデータ ……………………………………… 3
　　2）データの性質 ………………………………………………………… 5
2 データの収集方法 …………………………………………………………… 8
3 データの精度を上げるための体制構築 ………………………………… 12

第2章　データを視覚化する ……………………………………………… 17

1 データの性質を理解する ………………………………………………… 18
2 グラフ表現の基本 ………………………………………………………… 20
　　1）データのグラフ表現 ………………………………………………… 20
　　2）棒グラフ ……………………………………………………………… 21
3 グラフ表現の応用 ………………………………………………………… 25
　　1）横並び棒グラフと積み上げ棒グラフ ……………………………… 25
　　2）円グラフ ……………………………………………………………… 27
　　3）100%棒グラフ（帯グラフ） ………………………………………… 29
　　4）折れ線グラフ ………………………………………………………… 31
　　5）クモの巣グラフ（レーダー図） …………………………………… 34
　　6）箱ひげ図 ……………………………………………………………… 34
4 グラフ表現の注意点 ……………………………………………………… 37
　　1）グラフを作るときの注意 …………………………………………… 37
　　2）スライド形式の口頭発表（口演） ………………………………… 37
　　3）論文原稿 ……………………………………………………………… 38
　　4）ポスター ……………………………………………………………… 39
　　5）院内報告書など ……………………………………………………… 40
　　6）わかりやすいグラフを描くために ………………………………… 40
　　□ 理解度チェック ……………………………………………………… 42

第3章 データを要約する ……… 43

3-1 データの集団の性質を要約する ……… 44

1 データの種類と性質を理解する ……… 46
1) 名義尺度（または名目尺度） ……… 46
2) 順序尺度（または序数尺度） ……… 46
3) 間隔尺度（または距離尺度） ……… 48
4) 比例尺度（または比率尺度，比尺度） ……… 48

2 集団の分布の様子を概観する ……… 49
1) 度数分布表 ……… 49
2) 度数分布図 ……… 52

3 集団の様子を1つの数値で表現する ……… 54
1) 平均値 $\bar{x}$ ……… 54
2) 中央値 Me ……… 56
3) 最頻値 Mo ……… 57

4 集団のばらつきの度合いを表現する ……… 58
1) 範囲 R ……… 58
2) 四分位偏差 Q ……… 59
3) 分散 V と 標準偏差 S ……… 60
4) 変動係数 CV ……… 62

5 度数分布表から統計量を概算する ……… 63

6 分布の形に注意する ……… 65

3-2 組になったデータの関係を調べる ……… 67

1 質的変量同士の関係をみる ……… 68
2 量的変量同士の関係をみる ……… 70
3 質的変量と量的変量の関係をみる ……… 71
4 量的変量同士の関係の強さを表現する ……… 72
5 相関の強さを数字で表現する ……… 73
1) 共分散 Cov_{xy} ……… 73
2) 相関係数 r_{xy} ……… 73

6 組になったデータの関係を式で表現する ……… 75

□ 理解度チェック ……… 79

第4章 一部のデータから全体を推理する ... 81

4-1 分布:ばらつきの様子は? ... 82
- **1** 確 率 ... 84
  - 1) 確率変数と確率分布 ... 84
  - 2) 確率変数の期待値 ... 88
  - 3) 確率変数の分散 ... 90
- **2** 正規分布 ... 94

4-2 推定:その値の信頼性は? ... 104
- **1** 1つの値で推定する点推定 ... 105
  - 2つの標本分散 ... 106
- **2** 幅をもって推定する区間推定 ... 110
  - 母平均の区間推定 ... 111
    - ■母分散が既知の場合 ... 111
    - ■母分散が未知の場合 ... 111

4-3 検定:その違いは偶然か? ... 114
- **1** 帰無仮説と対立仮説 ... 116
- **2** 2種類の誤り ... 118
- **3** 検定統計量と棄却域 ... 120
- **4** 2つの平均の検定(t検定) ... 122
- **5** 2つの分散の比の検定(F検定) ... 125
- **6** 分割表の検定(χ^2検定) ... 127
- **7** コンピュータソフトの利用 ... 131
- □ 理解度チェック ... 132

第5章 データを活用する ... 133
- **1** データ活用にあたって理解しておきたいこと ... 134
- **2** 統計のうそ ... 135
- **3** うそにならないために ... 137
- **4** 数値にだまされないために ... 140

- ◆ 統計数値表 ………………………………………………………………………… *143*
- ◆ 索　引 ……………………………………………………………………………… *158*

第1章 データを収集する

1. 医療機関の中にはどのようなデータがあるか
2. データの収集方法
3. データの精度を上げるための体制構築

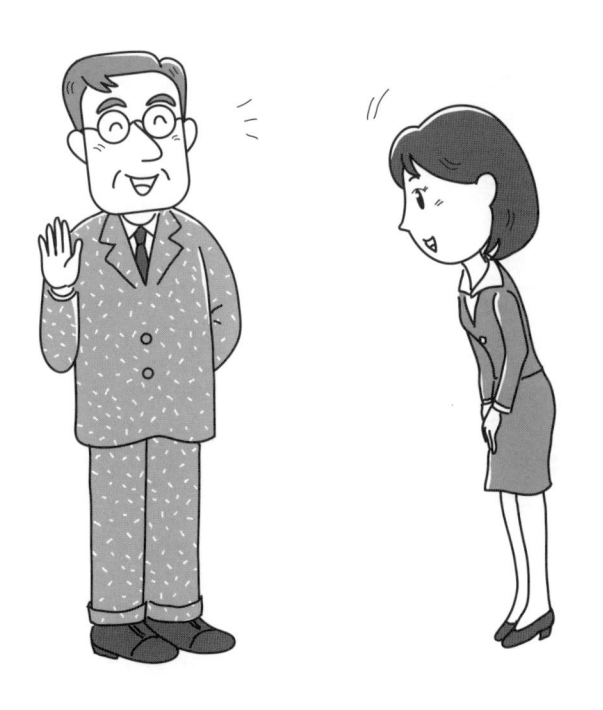

登場人物プロフィール

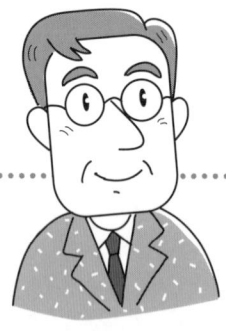

有井 推順（ゆうい すいじゅん） 教授
X大学に在籍。医療統計を専門に研究している。
温厚な人柄で，根気よくやさしく教えてくれる教授として学生からの信頼は厚い。

> 統計処理の手法を理解するだけではなく，
> 「どのような目的で使用するか」
> 「どのような手法を用いるか」
> を考え，実際の業務で活用していくことが重要なのです。

> 医療統計学って，私にはとても難しいものだと思っていました。
> でも教授の講義なら，やさしく理解できそうな気がします。

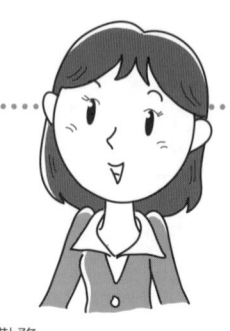

若津 照代（わかつ てるよ）
Y病院 診療情報室勤務。
診療情報管理士資格取得後3年経過し，医療機関の業務を遂行するには情報を有効に活用しなければならないことを痛感。統計学を学び直す決意をする。

1 医療機関の中にはどのようなデータがあるか

1) 診療情報管理士が扱うデータ

　われわれ診療情報管理士が扱うデータは，最近の業務拡大や多くのニーズを背景にその扱いや種類は非常に多岐にわたり，どのような呼称の，どのような性質を持ったデータを扱えばよいか，という基準を決めることはなかなか難しいのが現状です。

　その一方で，医療機関によっては，同じデータであっても呼称が異なり，収集方法やおそらくその意味が異なることもまれではありません。また，逆に同じ呼称のデータであっても，その収集方法やデータの意味が異なることもあります。

　したがって，データを収集し統計処理をしようとするならば，データの出所はどこなのか，どのような手段で収集されたのか，どのような性質を持つのかという問題意識を持つことが大切になります。そもそも，あるデータに対して一定の処理や評価を行うことが統計処理であり，その処理対象となる元々のデータが同じような性質を持っていなければ，統計処理をすること自体無駄になり，適正な結果が得られないことは明らかです。すなわち，データを収集する段階（評価対象のデータ）で，事前に意味のない統計結果にならないようにしなければならないということです。

　さて，個別のデータの名称はともかく，データをどのように収集するのかという視点から考えてみましょう。いくつか重要なポイントがありますが，まず，患者個人を限定するのかどうかという視点があります。すなわち，

> ①患者個人に関連する（ぶら下がる）性質を持つもの
> ②集計値として個人を特定せずに集約されるもの

に2分されます。

　①の例としては，患者個人に属する入院要約（退院時要約），検査データ，投薬歴や手術レポートに含まれるデータが該当します。②の例としては，患者数や診療点数集計等が代表的なものでしょう。

　さらに，もう少し異なった視点で考えてみましょう。

> ③通常の医療機関が業務を遂行すれば，必ず収集されるもの（法的な規定があるものを含む）
> ④改めて，収集のための努力やしかけが必要なもの

という考え方でも2分されます。このケースは，「自然に集まる」場合と「わざわざ集める」場合の違いです。

③の例としては，患者数，診療報酬に関わるデータです。通常，これらのデータは自然に収集され，蓄積されます。

④の例としては，通常業務を離れて別途何らかのことを行い，例えば，アンケートや医療機関が自らの機能を高めるために収集を行うデータです。このデータベースの構築は病院のポリシーやステータスだったりすることも多いでしょう。しかし，旧来の診療情報管理業務においては，この分野が最も診療情報管理士としてなじみがあるものかもしれません。このデータベースは，医療機関の機能として法的な規定や積極的な意味がある場合，例としては，法に定める入院要約（退院時要約）

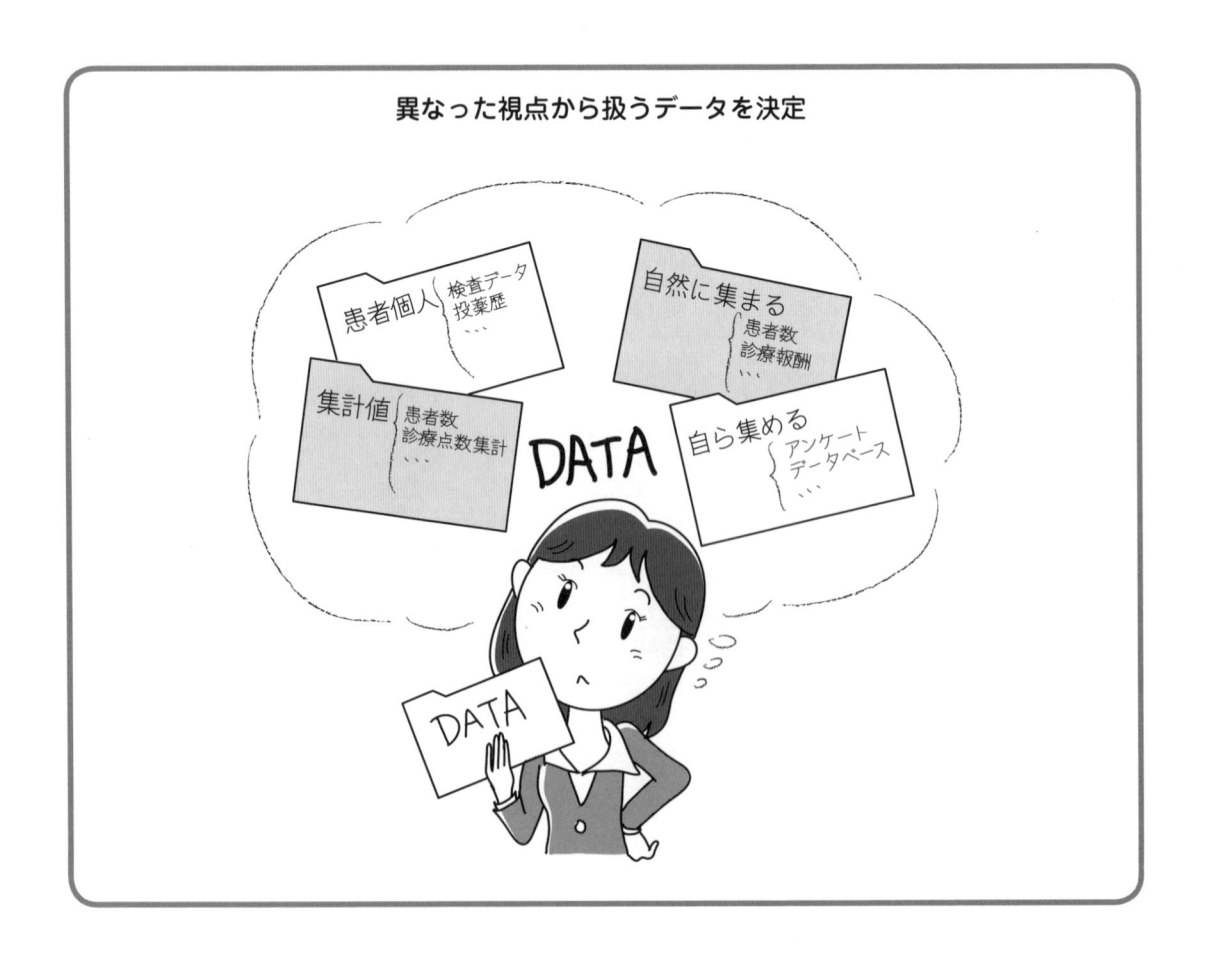

異なった視点から扱うデータを決定

作成の義務規定やDPC（Diagnosis Procedure Combination）に求められるデータベース等を除いて，前述したように通常は医療機関の自由裁量に任されているものです。

そのほかにも，データ創出者の視点などで分けることもできますが，データを扱ううえにおいてはあまり影響を及ぼさないので，ここではこれら4つの視点から，扱うデータについて少し考えてみましょう。

2）データの性質

（1）患者個人に関連する（ぶら下がる）データとは

日常診療の現場では，診療に関連したすべてのデータがまず患者にぶら下がることになります。例えば，一元番号方式を採用し，1患者を永久に1番号で管理する，いわゆる1 ID番号方式をとっている医療機関のルールであれば，まずは，その患者IDをキーとしたデータベースが構築されます。最初に名前，次に生年月日，住所，電話番号という按配です。

さらに，そこに診療の内容が加わると，何月何日に何の検査をした，どのような治療をした，どのような薬剤を1日どのくらいの量を何日分投与した等という詳細なデータが発生の都度蓄積されていくことになります。この段階では，データベースの構造にもよりますが，あくまで患者個人に実施された診療行為等のデータがぶら下がっているだけで，どのような検査が何回行われたかというような集計値は持っていません。

ここで重要なことは，患者個人，すなわち患者IDに所定のデータが適正にぶら下がっていて，患者個人のデータベースとして適正に構築されているか，ということです。患者IDをキーにして，個人を識別できるデータベースとなっているのかと言いかえてもよいでしょう。

最も簡単な例を**表1-1**に示します。非常に単純なデータベースですが，患者IDの次に，名前，性別，生年月日等のデータが作られることに気づくでしょう。表計算ソフトを使用して，縦方向に関数等で計算をすると，合計や平均年齢，平均在院日数やその最大値，最小値なども求めることができます。さらに，患者ごとのデータという性質から，データベースとして持つ数値については，単なる数値としての集計等のほかに散布図等の作成もできます。

しかし，時によってはこのような形態のデータを扱うには注意が必要な時があります。まず，詳細な個人データという性質をもつため，基本的に大きなデータベー

表1-1 入院患者リスト

ID	患者氏名（カナ）	患者氏名（漢字）	性別	生年月日	年齢	住所	電話番号	入院日	退院日	在院日数	○○	△△	...
1	オオヤマ ハジメ	大山 肇	男	S31.2.24	53	東京都千代田区一番町○○○	03-3625-XXXX	H22.1.1	H22.1.5	4			
2	キタガワ ヒロユキ	北川 博幸	男	S30.9.3	53	神戸市中央区◇◇◇	XXX-XXXX-XXXX	H22.1.2	H22.1.31	29			
3	ヤスダ ユウコ	安田 優子	女	S60.9.11	23	福岡市南区△△△	XXX-XXXX-XXXX	H22.1.3	H22.1.6	3			
4	○○○ ○○○	○○ ○	○	・・・	・・	・・・・	・・・・	・・・	・・・	・			
5	・・・・	・・・	・・	・・・	・・	・・・・	・・・・	・・・	・・・	・			
6	・・・・	・・・	・・	・・・	・・	・・・・	・・・・	・・・	・・・	・			
7	・・・・	・・・	・・	・・・	・・	・・・・	・・・・	・・・	・・・	・			
8	・・・・	・・・	・・	・・・	・・	・・・・	・・・・	・・・	・・・	・			
9	・・・・	・・・	・・	・・・	・・	・・・・	・・・・	・・・	・・・	・			
10	・・・・	・・・	・・	・・・	・・	・・・・	・・・・	・・・	・・・	・			

スとなりがちであり，そのためそれに合わせたデータの収納蓄積場所が必要になります。同時にデータの量が多くなると，必然的に集計するにしても分析するにしても，高いデータ処理能力が必要となります。したがって，いつもこのような詳細なデータを集計分析することになれば，処理時間等の問題もあり，コンピュータの能力にも依存しますが，通常の業務として継続していくのは難しくなってきます。

例えば，台帳に1万人の患者が収載され，毎日，情報を追加しているとします。このような環境で，毎日の患者数を集計するたびに，台帳に記載された患者の氏名や受診した診療科を数えるというのは非効率的です。このような用途では，集計した結果から表等を作成し集計値にしておく方が一般的です。

(2) 集計値として個人を特定せずに集約されるデータとは

前に述べたように，患者数の集計をするためにいつも台帳のようなデータを扱うということはなかなか大変です。ある程度，簡略化したり，日々または月ごとに集計した結果をまとめておく方が便利です。典型的な例としては，患者数や診療点数などを集計したデータです。これらのデータは利用目的にもよりますが，通常は，表1-1にあるような患者個人の固有データを付加する必要はありません。

すなわち，今日の患者数は何名だったのか，先月の収益（診療点数）はいくらだったのかなどのように，「結果を知りたい」というような用途の場合は，結論として必要なのは集計された結果だけです。したがって，通常は患者に依存するデー

タは全く関係なく，患者数や点数のみを集計することで事足ります。

　このような理由で古い時代のコンピュータシステムは，その資源としての記憶容量や計算速度が貧弱だったこともあって，患者1人ひとりのデータをカウントするというよりは，集計値だけを蓄積することが一般的でした。

　しかし，単純に目的の「数値が欲しい」という場合はこれで事足りますが，集計したデータだけを残した場合，後になって，内科の（集計された）患者数の何人が病院のある市内から通院したのだろうか，というようなデータ内容を取り出すことはできません。後戻りするには，前述の(1)に示した「患者個人に関連するデータ」を蓄積しておく必要があります。少なくともこの場合は住所データが必要です。

　集計値としてデータを扱うということは，迅速性が求められ，必要の都度集計していたのでは間に合わないという場合に適しています。

　毎日の患者数を集計するたびに，一から台帳を集計しないといけないのであれば，あまりに非効率的なことですから，データの性質や使用目的を考慮したうえで取り扱いを考える必要があるでしょう。

データの性質や使用目的を考慮

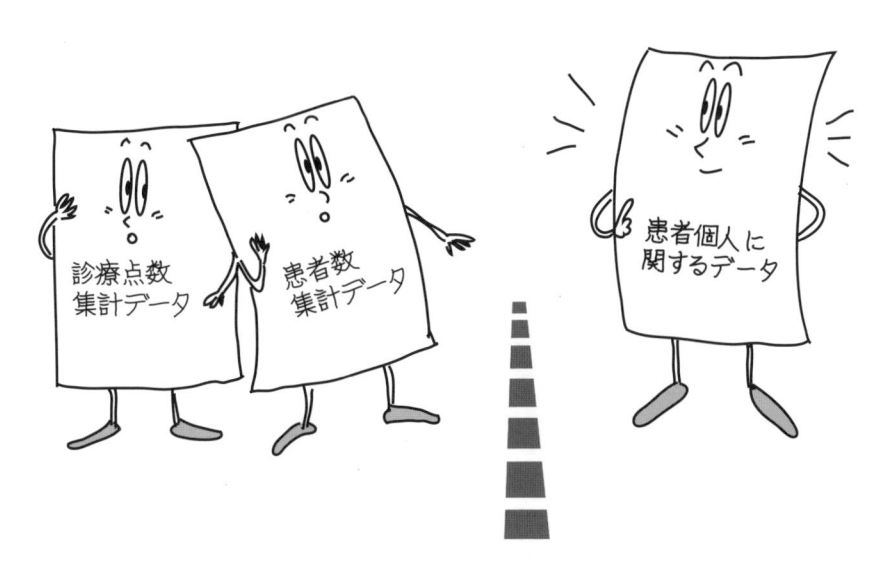

2 データの収集方法

■で述べたようなデータの性質の違いは，データの収集方法にも関係します。

ここでは，わかりやすいように，すべて手作業でデータを収集することを前提に考えてみます。

まず■2)-(1)で説明したように，患者の個人データから集めるには，カードやノートを準備して関連するデータをすべて書き出さなければなりません。もちろん，必要なデータだけでいいのですが，単純に患者数が欲しいという用途なら，1人ひとり，氏名や生年月日を記録することは不要です。目的を考えず意味もわからずに記録を続ければ負担が増えるだけということになります。

それに対して数値だけを残す方法であれば，単純に集計した数値だけを記録すれば十分でしょう。例えば，極めて簡単な方法として，数値のみをホワイトボードに書き込むとか，「正」の字を書き連ねる集計などは日常よく用いられる方法です。

視点を変えてみると，すべてのデータを記録する前者の場合，後で必要なデータ項目が事前にわかっていて，それを適切に記録できる（その手間をかけられる）のであれば，後から，いろいろな角度で集計分析が可能となるでしょう。それに対して単純に集計する方法をとる後者の場合は，集計した結果以外のデータ項目を新たに集計しようとすると，また最初からやり直しです。

どのような方法を選択するかは，集計し調査したいデータの性質と処理の効率，さらにおそらくは集計にあたるマンパワーも考慮して検討すべきだということになります。前者の場合も，目的が明確であるならよいのですが，データ項目を限定できないのであれば，将来活用されることのないデータを貯め込むことになります。すなわち，データ入力という高いコストを投入したごみを貯め込むことになってしまいます。

さて，ここで，データの収集方法という視点からもう少し詳細について話を進めてみましょう。すでに，■の1)で

> ③通常の医療機関が業務を遂行すれば必ず収集されるもの（法的な規定があるものを含む）
> ④改めて，収集のための努力やしかけが必要なもの

という考え方で2分されることを述べました。

③は，特別なデータ収集の努力をすることなしに，通常は医療機関の業務そのも

のから発生するものであり，④はマンパワーとコストを別途投入してデータ収集をするという違いがあります。そして③は概ね，レセプトコンピュータを導入していれば自然と得られるデータが多いと思われます。④の例は，いわゆる診療情報管理によって構築されるデータ等がそれにあたります。一般的には診療情報管理士のコーディングの結果得られるICDに関わるデータであり，詳細な診療記録に基づくデータではないでしょうか。通常，このようなデータを取り出し，集計や分析するためには，それなりの環境とコスト，人材が必要となります。また，医療機関が必要だと認識しない限りは，このようなデータは集まりません。

　③については，まず一般的なレセプトコンピュータを導入していれば，患者数や各診療行為の回数等は比較的に簡単に得られるはずです。したがって，まずは③を導入，その後，④に移行して導入というやり方が一般的でしょう。

　とりあえずこの4種類の視点で検討し，どのような収集すべきデータがあるのか，**表1-2**に示しました。

　このように，どのようなデータをどのようにして収集するかについては多くの選択肢がありますが，データを集めるにはまず第1に「目的」を明確にすることです。

　表1-1として例示したデータベースの項目についても，必要な項目は何か，そしてそれはどのようにして収集できるのかということについて事前の議論が必要となります。少なくとも「使うか使わないかわからない」，「不必要」なデータを収集することにも，マンパワーやコストがかかるわけで，さらに，そのような不要なデータの存在は，データ分析にも大きな負荷となる場合があります。

　また，いくら重要な目的であったとしても，ないものねだりはできません。皮肉なことに，重要なデータは収集が困難である場合が多いものです。その場合は，データを収集する実力があるのか，そのための環境を整えられるのかということまで議論しておく必要があります。

　例えば，がん登録やDPCの基礎調査に参加するのであれば，規定されたデータを創出し提出できることが前提となりますから，逆にそのデータを収集できる環境を整備していかないといけないことを意味します。当然，これらはスキルや経験を必要とするけれども，業務改善につながるはずであり，ハードルが高くても，必要なデータベースを構築することを目標にすることも望ましいといえるでしょう。

　また，データは収集すればよいというものではなく，その精度のことも考えておかなければなりません。すなわち，集めただけのデータは，ゴミもあれば，間違ったものもあります。これらをふるいにかけ，必要であれば再収集や手を加えることも必要になります。これらのために体制を整備することも重要です。例えば，がん登録やDPCの基礎調査データ収集の段階で，データ精度を厳しく求められる理由は，そのデータを国の施策に用いるからです。また医療機関にとってもそのデータの分析を行うことにより，運営等の意思決定を行うのであれば，同様に精度に自信

表1-2 収集すべきデータ

	患者個人に関連する（ぶら下がる）性質を持つもの	集計値として個人を特定せずに集約されるもの
通常の医療機関業務を遂行すれば必ず収集されるもの	○電子カルテ，オーダエントリーシステムデータ ・検査データ ・診療実施歴データ ・処方データ ○レセプトデータ ・保険情報 ・診療歴データ ・債権管理データ ○その他，法的規定のあるデータ ・入院患者台帳 ・放射線照射録 ・患者個人別債権データ 等	○診療報酬請求点数 ○財務管理データ ○入院患者数 ○外来患者数 ○救急患者数 ○各部門における業務統計 等
改めて，収集のための努力やしかけが必要なもの	○診療情報管理データ ・入院要約 ・がん登録データ ・DPC基礎調査データ ○通常の部門別調査では得られないデータ 等	○患者満足度調査等のアンケート調査 等

> 必要とするデータ，そのためのマンパワー等のコストによって多くの選択肢があります。

> どのようなデータを集めるにしても，「目的」を明確にすることが大事なんですね。

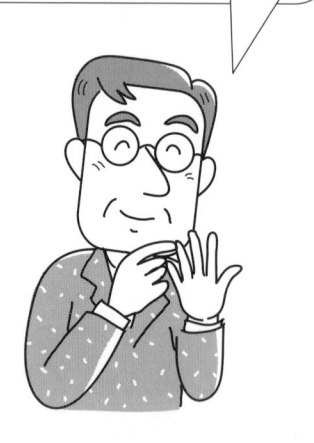

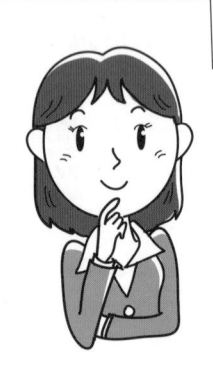

のないデータでは，使いものにならないでしょう。いったん，データベースとして構築されたデータを検証し，修正等を加えることは，多大な労力を必要とします。やはり，データ収集の段階で，精度を意識し，それを監査できる体制を作っておく必要があるでしょう。

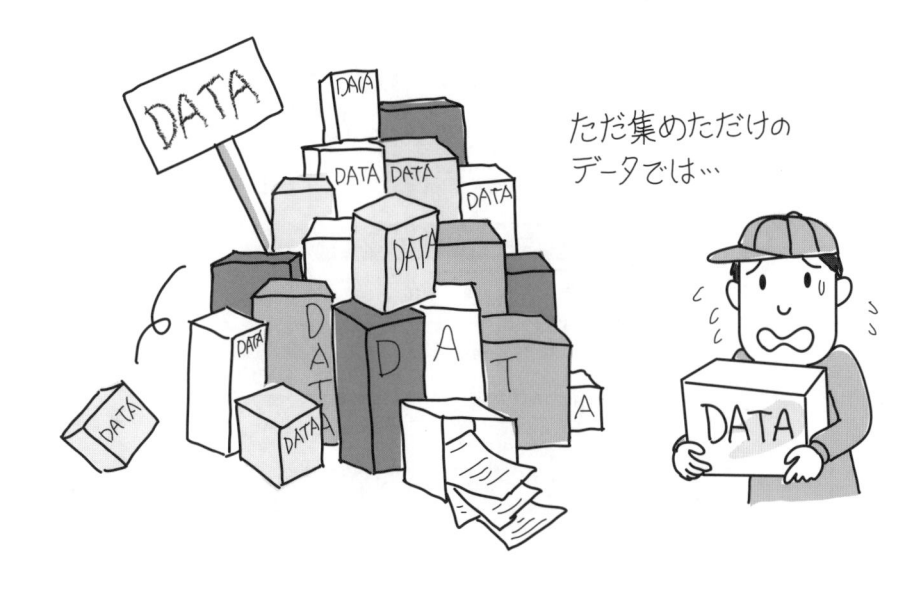

ただ集めただけのデータでは…

3 データの精度を上げるための体制構築

　診療情報管理士の取り扱うデータや情報も多岐にわたるようになってきました。ある病院におけるDPCの基礎調査データを収集し，データベース化する体制を図1-1に例として示しました。

　ここでは，病棟の医師，看護師，入院事務担当者がデータの発生源となり，その構築されたデータベースを診療情報管理士のグループ（DPC調査室と診療情報管理室の2つのグループ）が検証することを示しています。その方法としては，次の3つの業務の流れがあります。

（1）診療現場において診療内容，記録とデータとの検証を行う。
（2）DPC用システム上のデータの検証を行う。
（3）紙としての診療記録とDPCデータとの整合性を検証する。

　また，診療記録のメディアを問わず，電子カルテ運用下であっても，何ら変わる

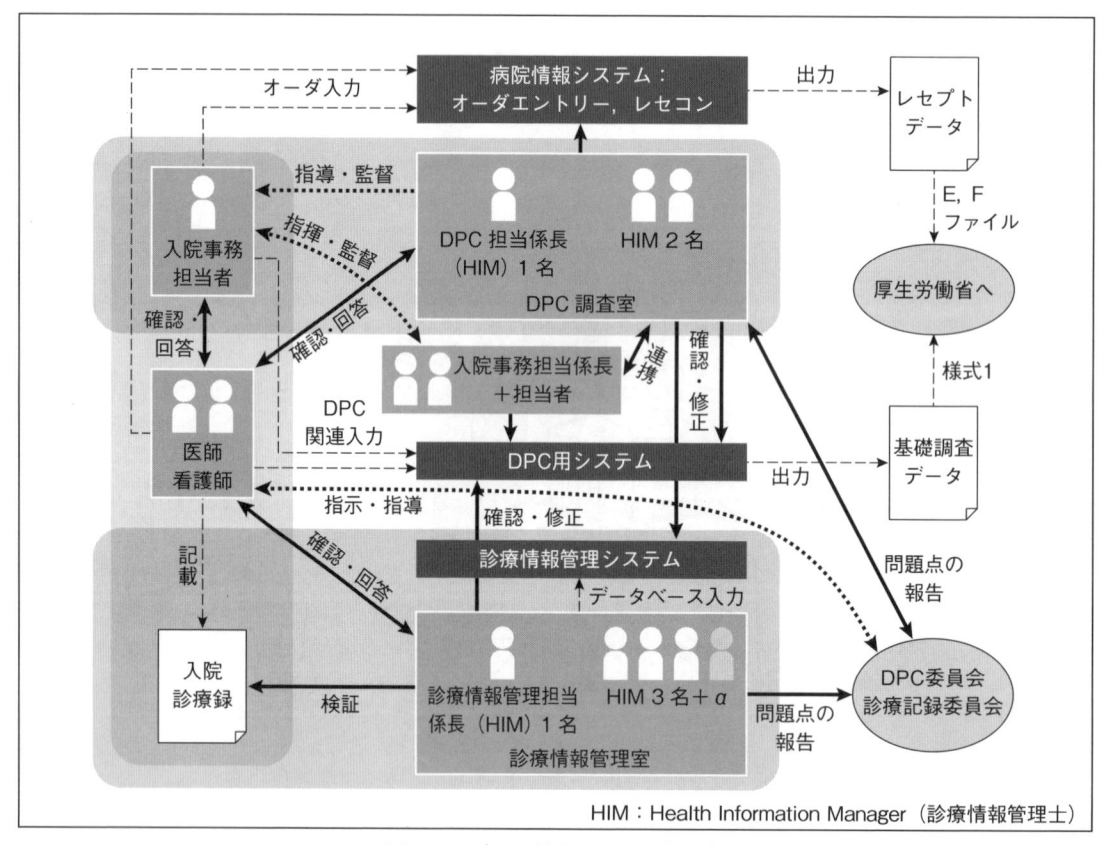

図1-1　データ検証の流れ（概要）

ところはありません。

通常，これらの業務については，(1)は病棟事務担当者，(2)，(3)は，診療情報管理士が担うことになるでしょう。

次にこの図を用いて業務の流れを確認してみましょう。

まず1番目に，DPCに限らず診療データの発生源は，診療現場が主体となります。そこで，データの質を担保するためには，医師や看護師がデータ創出に細心の注意を払うのはもちろんですが，現場に近い第三者として，入院事務担当者が重要な役目を果たします。なぜなら，診療現場に近いところに位置するので，データと診療記録との整合性等の確認も容易であり，何より，疑問点があれば現地で確認し，必要に応じて，医師や看護師に確認することも可能だからです。もちろん，病院によっては，入院事務担当者の配置は医事課内であったり，病棟であったり，さらには業務の分担もさまざまだと思われますが，診療現場のデータの質の担保にはこの役割を果たす担当者は欠くべからざるものです。従来の医事算定業務のみという意識では十分ではないということを知っておかなければなりません。将来的には，これらの業務を担う者は，診療情報管理士もしくは同等のスキルは持っておかなければならないでしょう。

2番目に，診療情報管理士（ここでは，DPC調査室）が診療現場で入力されたDPCシステム上のデータを検証する業務があります。傷病名とICDとを検証する，傷病名と診療行為との関連を検証する，その他，データベース上の日付などの整合性等，さまざまな視点，さまざまなデータをつきあわせることによって，精度を担保することになります。必要に応じて，オーダエントリーシステム上のあらゆるデータを確認し，病棟の入院事務担当者への確認等も行うことになります。時に，医師や看護師等への照会も必要になります。非常に重要なポイントですが，入院事務担当者とのコミュニケーションも忘れることができません。相互にGive and takeの関係は必要でしょう。ただし，通常は医事業務では，ICDや疾病分類について，スキルとして求められていないこともあり，この分野については診療情報管理士としてアドバイスをする立場を明確にすることも必要でしょう。もちろん，それは対象が医師や看護師であっても同じことです。

3番目に，最終的には，診療情報管理士が診療記録そのものの監査をすることと併せてDPCデータとの整合性も確認する必要があります（診療情報管理室）。一般的にDPCにおける分類選択や基礎調査等のデータベース構築は，支払いと同時進行であることが求められ，時間的にも十分な検証をすることが困難な状況に直面することが多いです。そのため，最終的な確認は，診療記録，例えば，退院時要約や手術記録，病理の記録等との整合性の検証も必要となります。

このあたりは，診療情報管理士として，診療記録の監査等を担当した経験者であれば言うまでもないことかもしれません。

これらの3つの流れについては，診療情報管理士や入院事務担当者の配置人数，スキルのレベル等の要素があり，やり方は1つではないかもしれません。しかしながら，基本は，発生源でデータ精度を確保する，次にデータベースの精度そのものを確保する，最後に実際の記録と確認する，これらは基本といえるでしょう。あとは，体制や環境によって，いつまでにどのレベルまでやるのか，これは身の丈を考えて行うしかありません。

　この病院ではオーダエントリーシステム＋紙方式ですが，診療記録が電子化されたとしても同じような流れになるはずです。

　このようにDPC調査室と従来からの診療情報管理室が業務分担を明確にして，データの精度の向上を担っていますが，相互の連携も欠かせないことがわかると思います。

　その一方で，オーダエントリーシステムやいわゆる電子カルテシステムが導入されれば，自動的にデータの精度が上がると勘違いされることが多いようです。しかし，何らかの検証プロセスがそこになければ，入力者の勘違いや入力誤り，スキルの不足がそのまま病院全体のデータベース精度に影響を及ぼすことになるので，監査体制の確立は絶対に譲れないものと考えなければなりません。2008年度のDPC対象病院に対する，コーディング精度を確保するために，委員会を設ける等の規定は，このことを裏づけているといえるでしょう。

　したがって，図1-1でも，疑問や問題が発生した場合の対応として，図の右下に，DPC委員会，診療記録委員会という議論の場があることにも注意してください。単純な個別の監査ですむ場合はよいのですが，データの収集方法の議論，各診療現場で発生している全病院的な問題点の把握を行い，改めて改善の準備，その結果による指示やサポートを行う体制を重視していることが理解していただけるでしょうか。

　診療情報管理士の業務として，従来から「監査」はその中心の1つであるとされてきました。DPCは言うに及ばず，病院の運営にあたって重要なデータに診療情報管理士が深く関わっている現状を考えると，その監査の結果は，全病院的な改善をもたらすものでなければなりません。このように，院内の委員会として権威をもって議論を行い，現場へフィードバックすることは有用です。

　以上，DPCのデータベース構築を例としましたが，がん登録などのデータベース構築においても，程度の差こそあれ，データの収集にあたっては，間違いの起こりにくいシステム構築と，このような「監査体制」をどのように構築するのかということが極めて重要なポイントといえます。

　よくある誤解ですが，発生源で入力を行うということがそのまま精度改善につながるというわけではなく，目的を明確にして十分な体制を構築し，監査を行ってこそ使えるデータになることを強調しておきます。

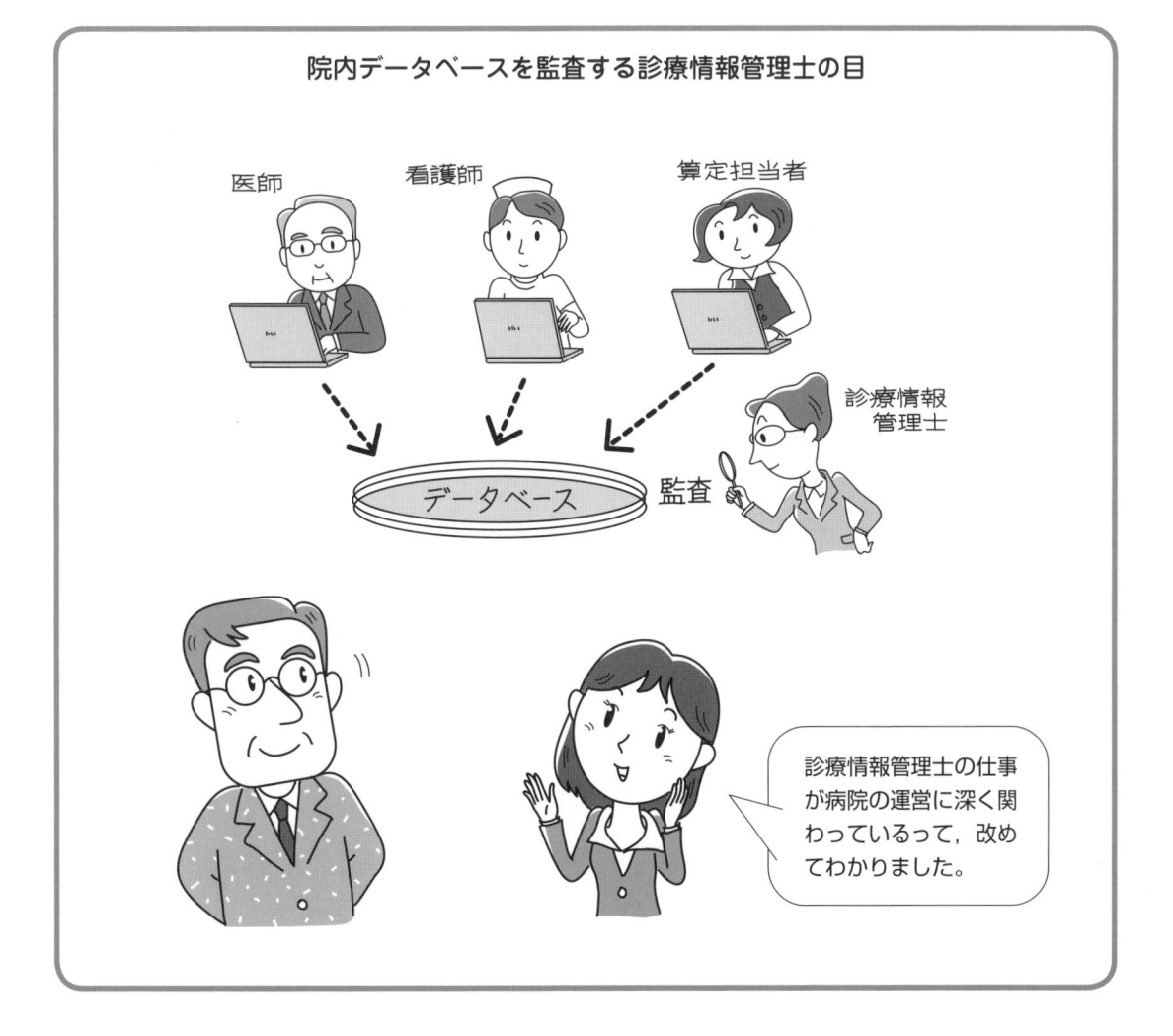

3 データの精度を上げるための体制構築

院内データベースを監査する診療情報管理士の目

医師　看護師　算定担当者

診療情報管理士

データベース　監査

診療情報管理士の仕事が病院の運営に深く関わっているって，改めてわかりました。

第2章 データを視覚化する

1 データの性質を理解する
2 グラフ表現の基本
3 グラフ表現の応用
4 グラフ表現の注意点

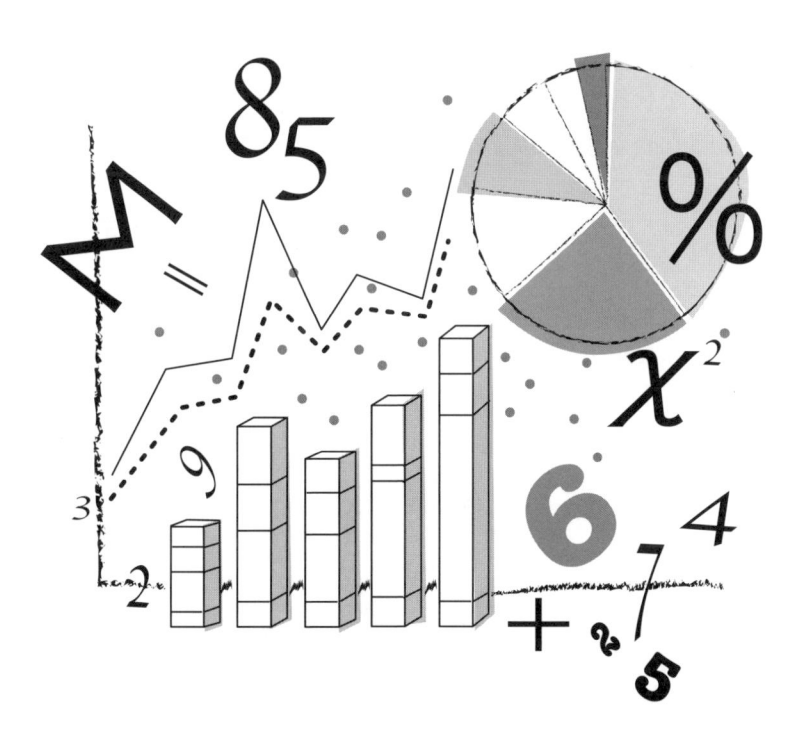

1 データの性質を理解する

　得られたデータ（統計学では変量と呼びます）は，その性質からいくつかに分類することができます（詳しくは第3章の3-1■ データの種類と性質を理解する，を参照のこと）。統計学には，得られたデータをまとめてその性質を述べる「記述統計学」（第3章）と，得られたデータを分析してもとの大きな集団全体について推測し論じる「推測統計学」（第4章）とがあります。ここではグラフ表現のいくつかを説明をします。

　変量は次のように分けられます。

> ①名義尺度：単なる区別のためだけで，順番や大小関係のないもの。
> ②順序尺度：順番や大小の関係があるが，計算のできないもの。
> ③間隔尺度：数値で表され，引き算（その差・間隔）ができるが，割り算に意味がないもの。
> ④比例尺度：数値で表され，割り算（その比や割合）に意味があるもの。

　名義尺度と順序尺度は質的変量，間隔尺度と比例尺度は量的変量とも呼ばれます。

　グラフで何を表現するのか，並べる順番はどうするのかを工夫するとき，その尺度は何なのかを考慮に入れることが大切です。

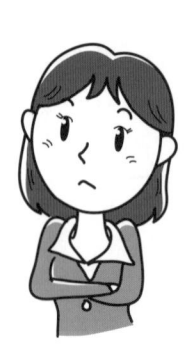

> 質的変量…量的変量…
> p46「データの種類と性質」の表参照

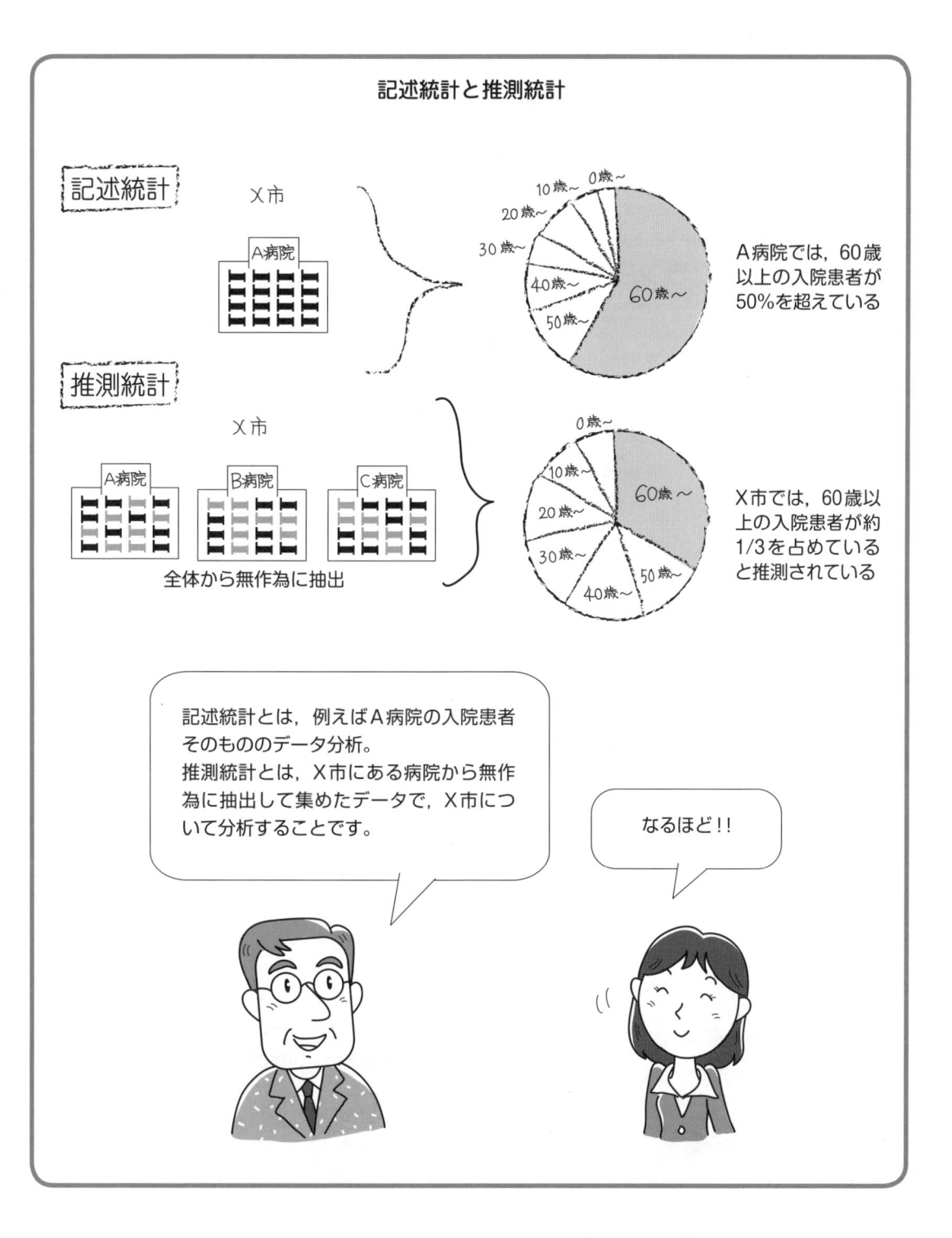

1 データの性質を理解する

記述統計と推測統計

記述統計

X市 A病院

A病院では、60歳以上の入院患者が50%を超えている

推測統計

X市 A病院 B病院 C病院
全体から無作為に抽出

X市では、60歳以上の入院患者が約1/3を占めていると推測されている

記述統計とは、例えばA病院の入院患者そのもののデータ分析。
推測統計とは、X市にある病院から無作為に抽出して集めたデータで、X市について分析することです。

なるほど！！

2 グラフ表現の基本

1) データのグラフ表現

　グラフとは，得られた数値を整理した結果を視覚的にわかりやすく表現する手段です。したがって，わかりにくいグラフや誤解を招くグラフは本来の目的から外れている，ということをまず肝に銘じてください。

　まず，グラフ表現はデータを整理する当の本人にとって有用です。かつては得ら

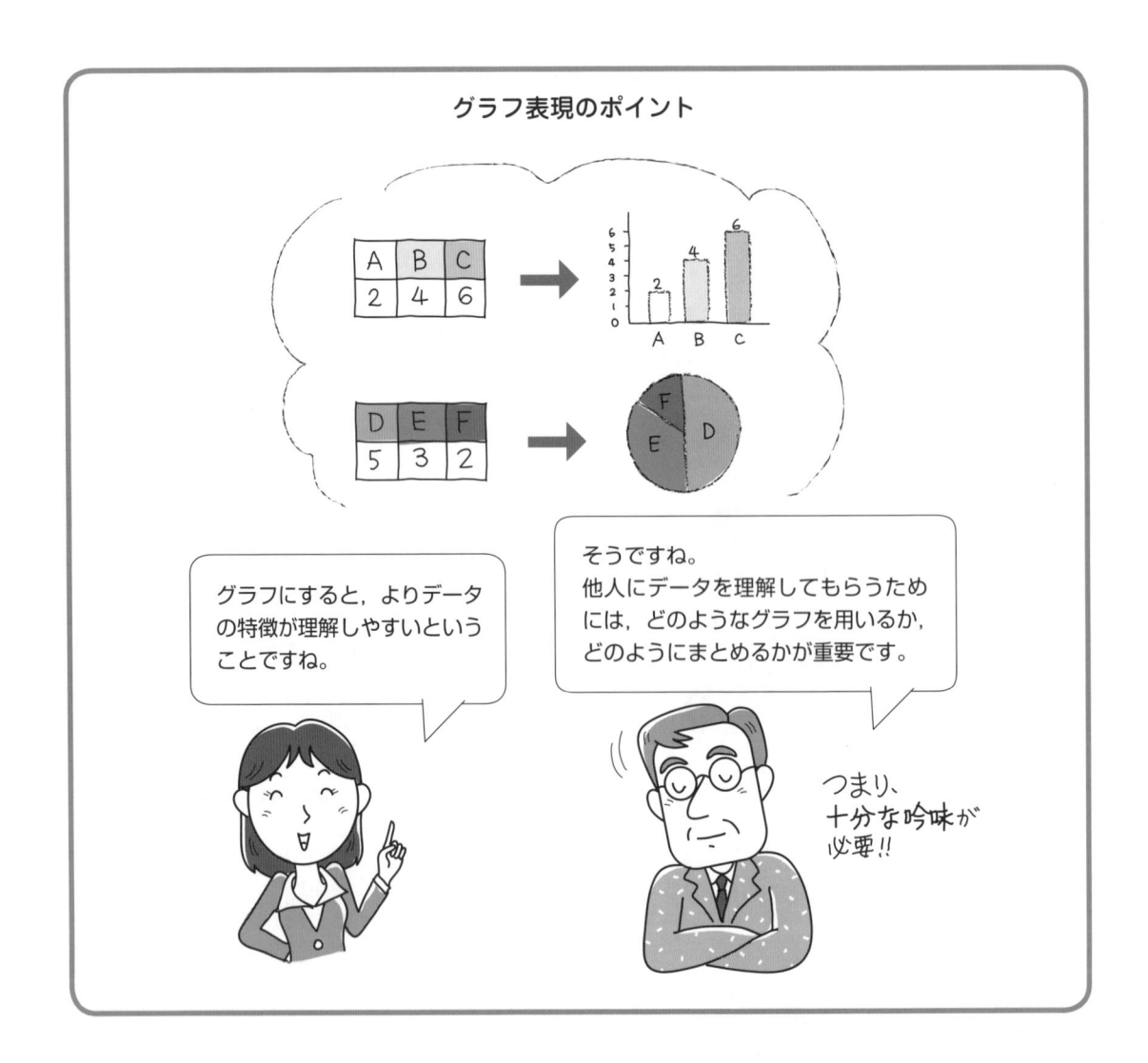

グラフ表現のポイント

グラフにすると，よりデータの特徴が理解しやすいということですね。

そうですね。
他人にデータを理解してもらうためには，どのようなグラフを用いるか，どのようにまとめるかが重要です。

つまり、十分な吟味が必要!!

れたデータやそれを整理した表を眺めながら，グラフ用紙に自分で点や棒を引きつつ（プロットする，といいます），自分の目で確かめていましたが，現在は表計算ソフトや統計ソフトを用いて，さまざまなグラフを簡単に描くことができます。

　これらのソフトウェアによって，とりあえずさまざまなグラフを書いてみましょう。そうすると「これは最近増えているな」とか「あれよりこれの方が倍以上ある」など，数字の羅列からは気づきにくいことがわかってきます。

　次に，グラフは他人にデータを示して理解してもらうために有用です。この場合は自分が傾向をつかむためとは違い，どのグラフが適切か，どの数値を示し，どれはひとまとめにした方がよいか，など"十分な吟味"が必要になってきます。そして，こちらの意図を正しく伝えられるか，相手に誤解や混乱を起こさせる恐れはないか，よく検討しなければなりません。

2）棒グラフ

　棒グラフはグラフ表現の基本です。棒グラフは一定の条件で分けられたグループ（カテゴリー）ごとに，その度数や測定値を棒の高さ（長さ）で示したもの，ということができます。しかし，場合によっては各カテゴリーの割合を示すこともできます。

　図2-1は，北九州市の各区の人口を示したものです。

　通常，横軸にグループ，縦軸に度数，測定値や割合を示します（図2-1❹）。しかし，グループの名前が長い場合などは縦軸と横軸を入れ替えるとカテゴリーが読みやすくなります（図2-1❸）。一方で，目盛りが読みにくくなることに注意してください。細かく数字を入れようとすると入り切れないので，目盛りは粗くならざるを得ません。そこで目盛りの数字を「人」から「万人」にしてみます（図2-1❻）。こうすると細かい目盛りを読み取れることがわかります。このように単位を工夫することも重要です。

　さて，名義尺度のデータでは，通常，度数の多い順に並べていきます。しかし，このような一定の地区名ごとのデータを示す場合など，当事者（グラフを描く人とグラフを見る人）の間で暗黙の順序が決まっている場合も少なくありません。この場合，名義尺度ではあるけれど，順序尺度としての認識がなされていると捉えることができます（疾患名は本来名義尺度であるが，疾患別統計などの場合，ICD-10順に並べることが多いのも同様の例。円グラフの項を参照）。

　北九州市では，市のさまざまな統計を門司区から戸畑区まで常に図2-1❹の順で並べる慣習があり，当事者にとってはこの順序が見慣れたスタイルかもしれません。

第2章 データを視覚化する

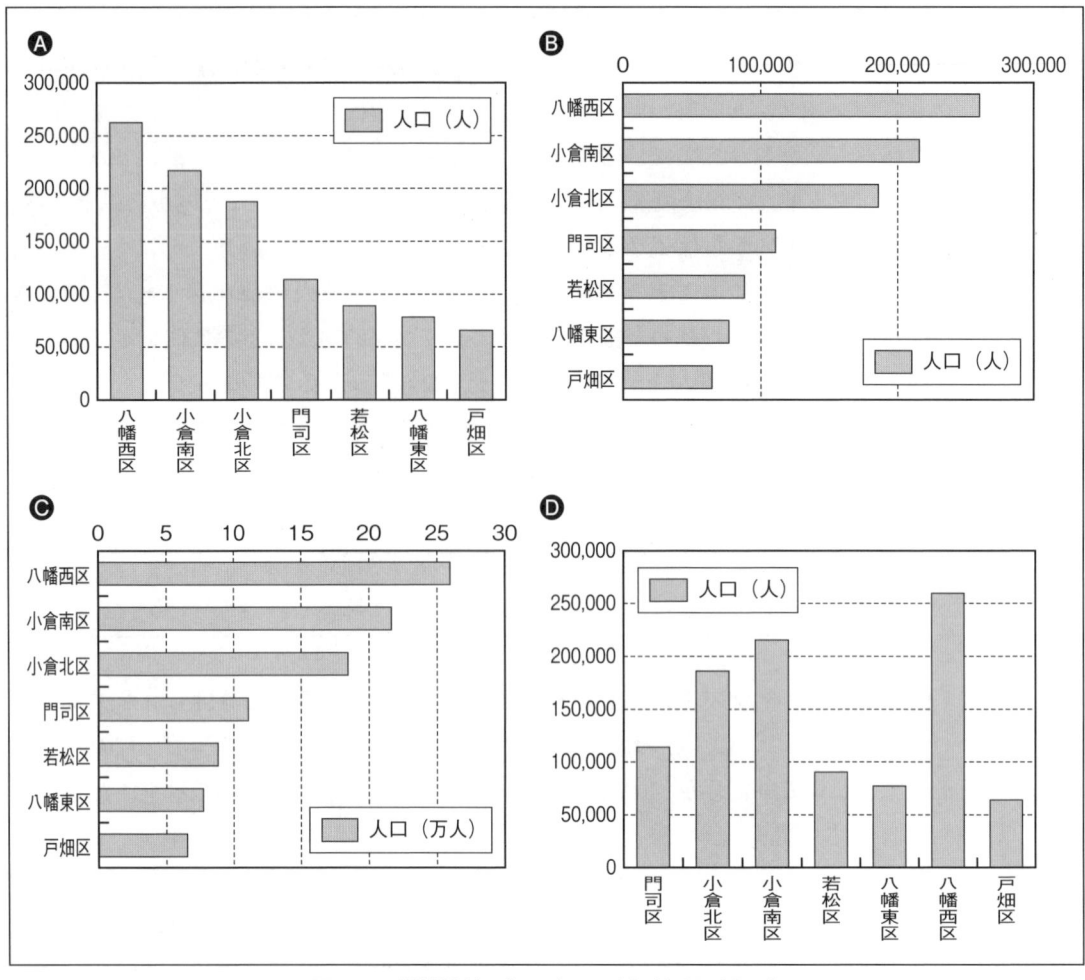

図2-1 縦軸横軸の振り当ての例（各区別人口）

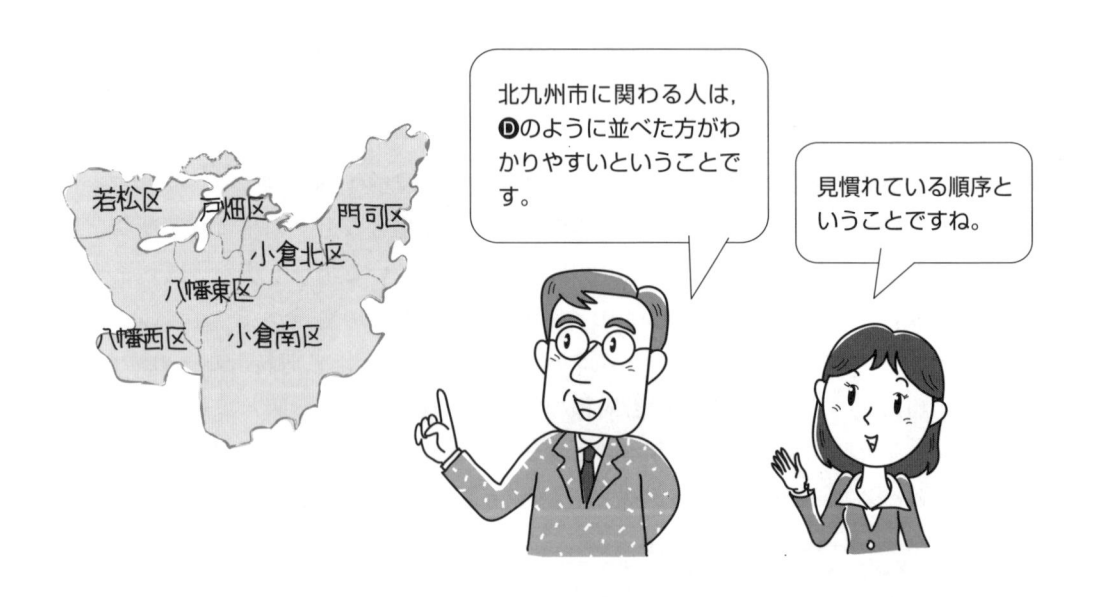

北九州市に関わる人は、**D**のように並べた方がわかりやすいということです。

見慣れている順序ということですね。

このように，数の多い順に提示するか，決まった順に各区ごとの数を並べるかは，著者の意図する論旨とグラフを見る人が誰であるかによって変わってきます。

表現の工夫によっては，棒グラフは負の数を表現することもできます（**図2-2**）。図2-2❹は2003年から1年間の区ごとの人口増減を示したものです。また，棒グラフは観測値や度数だけでなく，割合を示すこともできます。各区の増減を，市全体の人口で割ったのが図2-2❺です。門司区の人口減少は市全体の人口の0.1％を超すことがわかります。

ところで，よくみると❺のグラフは❹のグラフと縦軸で示す目盛りの単位が異なっているものの，2003年の人口で割ったものですから実際のグラフの形そのものは同じであることに注意してください。

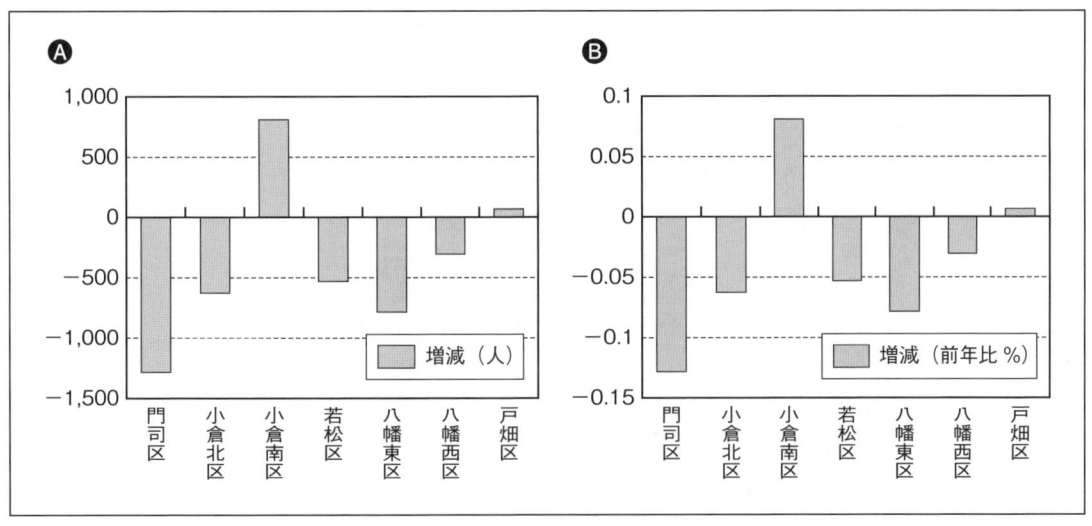

図2-2　各区別人口の増減

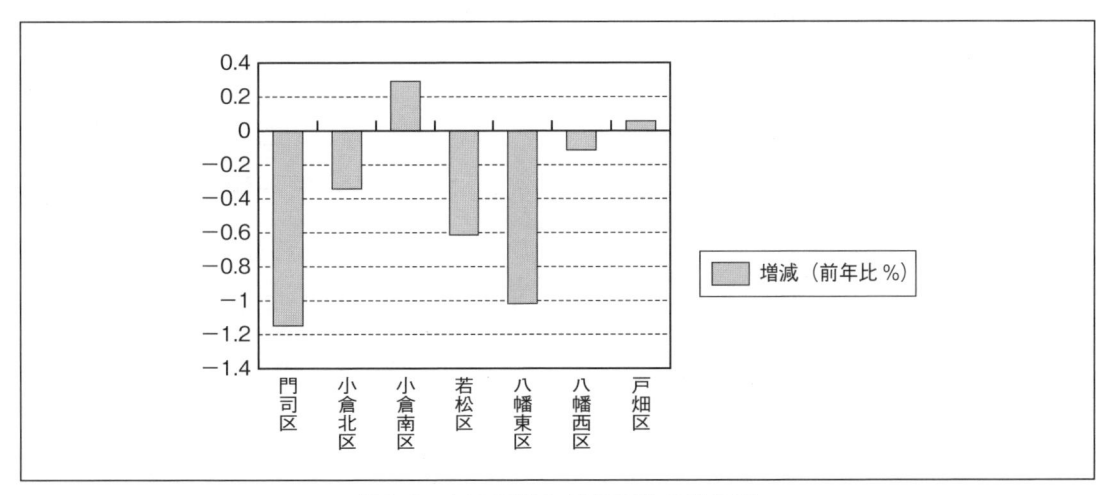

図2-3　人口の増減（各区ごとの前年比）

となると，どの区の増減の割合が大きいかをみるには，全市の人口で割ったグラフでは意味がないことがわかります。そこで，各区の前年の人口で増減数を割って，その割合〔(2004年人口 − 2003年人口) ÷ 2003年人口〕をみたものが**図2-3**です。

このように，割合（比や率）を示す場合，何に対する割合か（つまり，何を何で割った値か）をはっきりさせておく必要があります。さかのぼって，意味のある計算をしているのかを常に考えておかなければなりません。

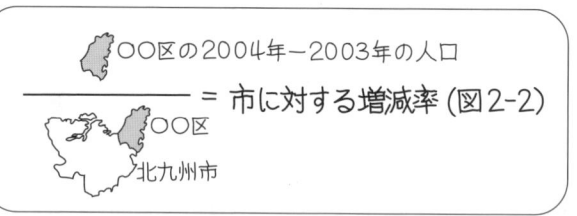

割合の対象を明確にする。つまり，

$$\frac{○○区の2004年 − 2003年の人口}{北九州市 ○○区} = 市に対する増減率（図2-2）$$

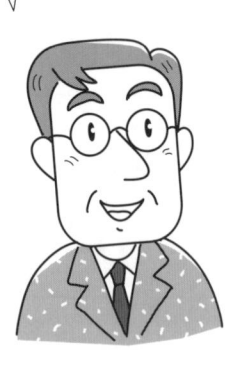

$$\frac{○○区の 2004年 − 2003年の人口}{2003年の○○区の人口} = 各区ごとの前年に対する増減率（図2-3）$$

ということですね。

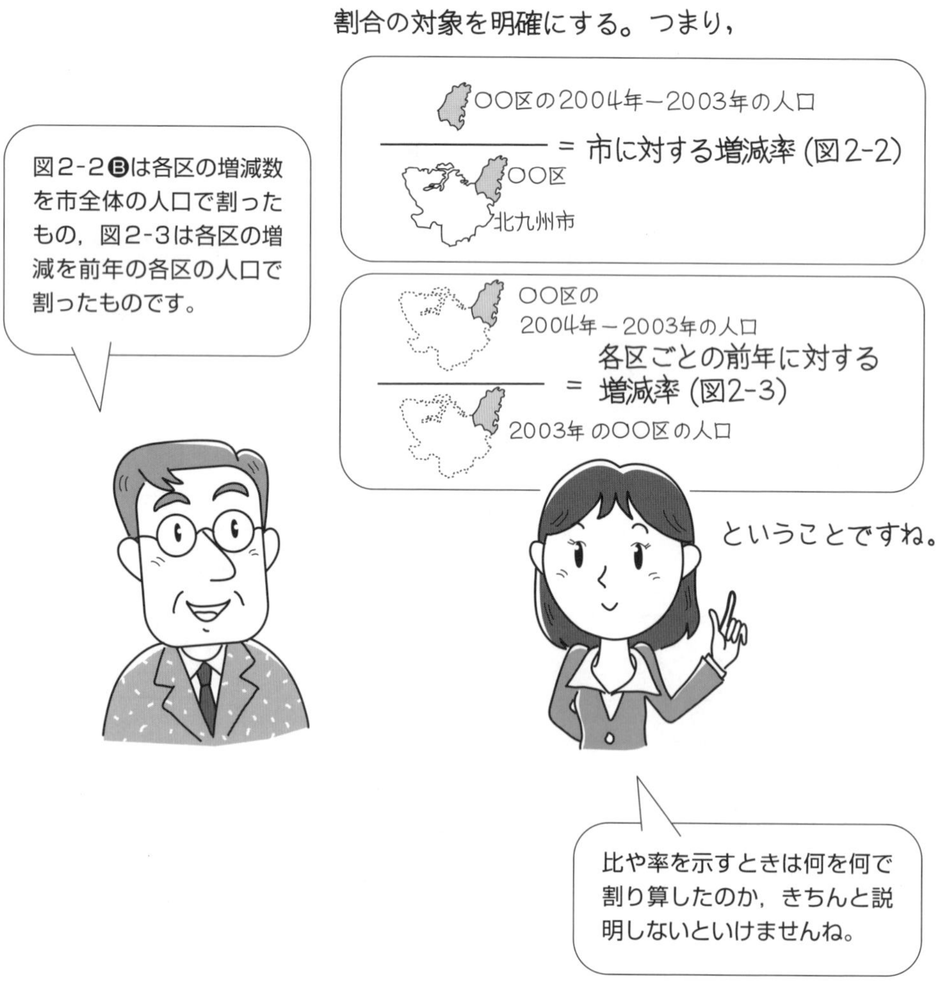

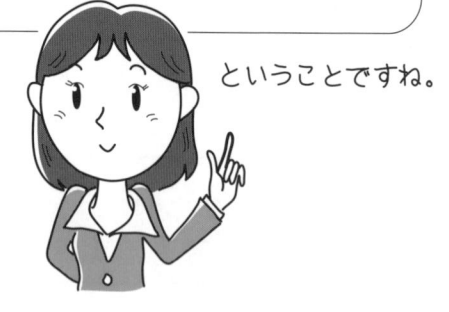

図2-2 **B**は各区の増減数を市全体の人口で割ったもの，図2-3は各区の増減を前年の各区の人口で割ったものです。

比や率を示すときは何を何で割り算したのか，きちんと説明しないといけませんね。

3 グラフ表現の応用

1）横並び棒グラフと積み上げ棒グラフ

　次に示すのは，A病院における悪性腫瘍の死亡を横並び棒グラフにしたものです（**図2-4**）。

　ここでは，年ごとの件数を部位別に示しています。このグラフでは，それぞれの年で部位ごとの比較をすることができますし，部位別に年ごとの増減を比較することも可能です。全体として1996年以降1999年を除いて呼吸器が一番多いこともわかります。

　一方で，年ごとの総死亡数を読み取ることはできません。総数を示す必要がなく，正確に個々の構成要素の多寡をカテゴリー別（この図の場合は年ごと）に比較したい場合に，横並び棒グラフが適しているといえます。

　また，この方法はどうしてもグラフの幅が広がり，1つひとつの棒が細くなります。出版物はともかく，棒の数が増えるとスライド形式の口演では極めて見にくくなる恐れがあります。

　そこで各カテゴリーを積み上げたものが次のグラフです（**図2-5**）。

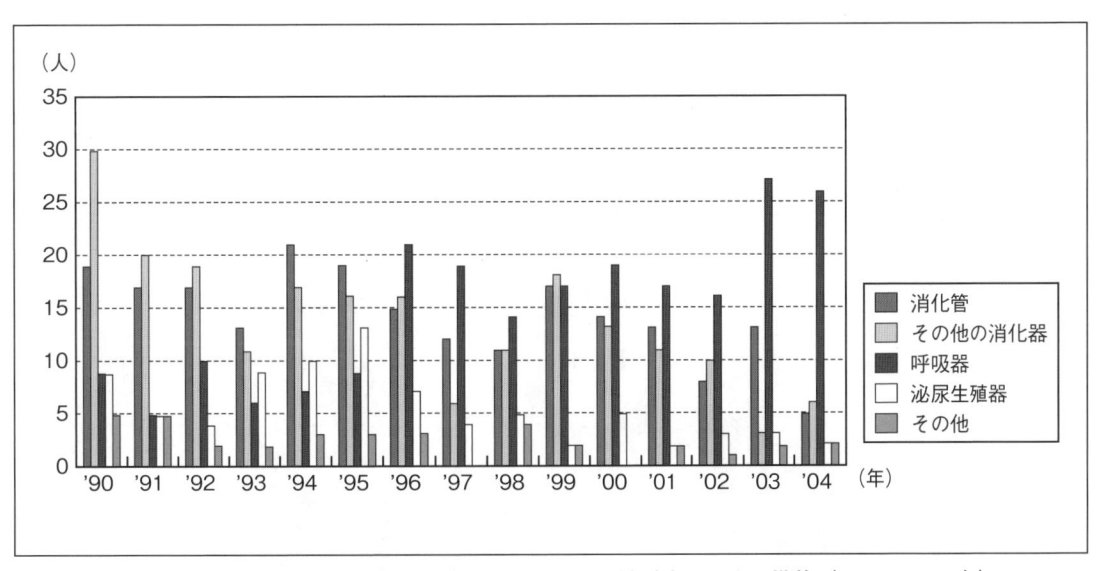

図2-4　横並び棒グラフで示したA病院における悪性腫瘍の死亡の推移（1990〜2004年）

この積み上げ棒グラフでは何がわかるか確かめてみましょう。まず，一見して年ごとの総死亡数が明らかです。加えて，それぞれの内訳もおおよそ把握することができます。しかし内訳の個々の厳密な量の比較は必ずしも簡単ではありません。

したがってこのグラフでは，悪性腫瘍の死亡数は全体として減少気味だが，そのなかで呼吸器（グラフでは黒のところ）は増えている，泌尿生殖器は一時増加したようだがその後は減っている，などと大まかにわかればよいことになります。

このように，総数を比較することが必要で，かつその内訳をおおざっぱに示す必要があるときに積み上げ棒グラフは有用です。言い換えれば，内訳それぞれについての量を厳密に示したいときには不向きだ，ということになります。

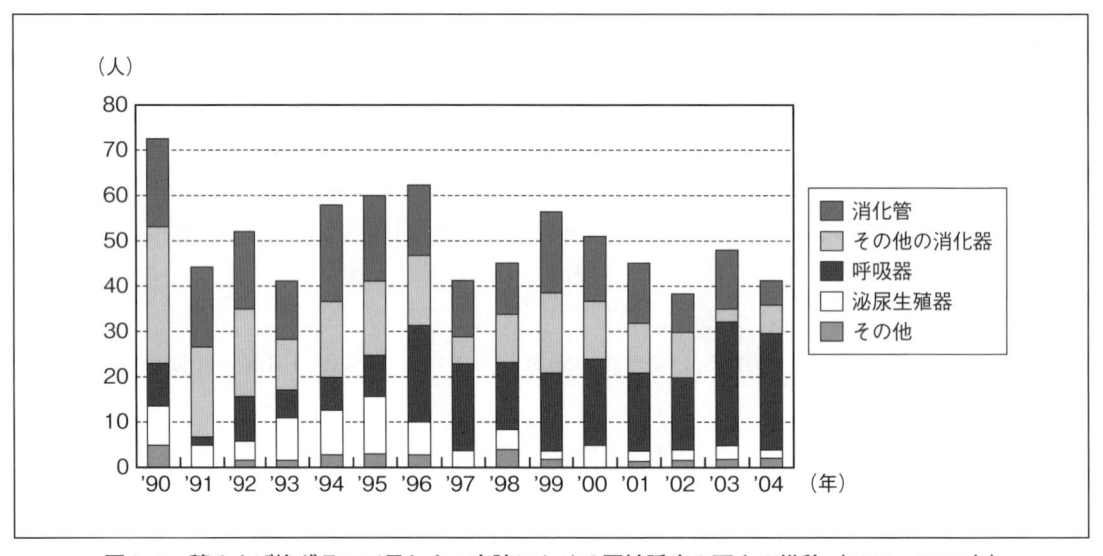

図2-5　積み上げ棒グラフで示したA病院における悪性腫瘍の死亡の推移（1990〜2004年）

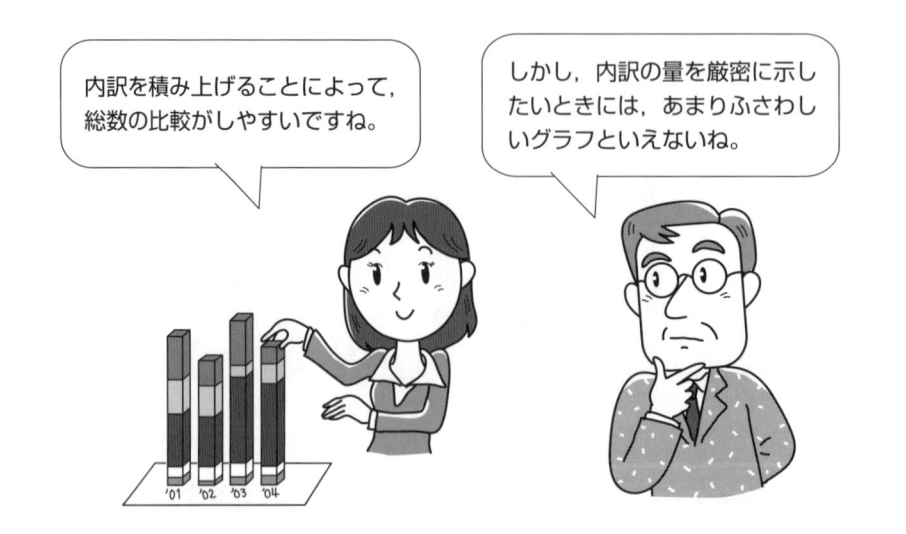

内訳を積み上げることによって，総数の比較がしやすいですね。

しかし，内訳の量を厳密に示したいときには，あまりふさわしいグラフといえないね。

2) 円グラフ

　円グラフも日頃なじみの深いグラフです。円グラフは，得られたデータの構成要素がどのような割合であるかを示すためのものです。目盛りのないのが円グラフの特徴です。

　ここでは，原死因についてのある調査結果を円グラフで示してみます（図2-6）。

　円は一周で360°ですから，このグラフの新生物のように半円，180°を占める要素が半分を占めるということが一見してわかります。つまり，「角度がその割合を示す」というのが円グラフの本質です。

　一般には，時計の12時の位置から順に時計回りに構成要素を並べていきます。このとき，どんな順番に並べたらよいでしょうか。図2-6では診療情報管理士にとってはごく当たり前のICD-10の順序で並べましたが，一般の人たちにこのデータを見せる場合，この順序は好ましくありません。なぜなら，ICD-10など知らない人たちにとっては死因分類は完全に名義尺度だからです。したがって，"割合の多いもの"から順に時計回りに並べていくのが適切ということになります（図2-7❹）。また，想定する読者の興味や発表や論文の内容によっては，数の少ないものをまとめて「その他」とした方がわかりやすくなります（図2-7❺）。

　このとき，どこまでを明示し，どこからを「その他」とするかは作成者の判断になります。後述するように，グラフを提示するのが口頭発表なのか，印刷物なのかによってもくくり方を変える場合があります。時間が限られていること，スライドが見えにくくなることを考えて，口頭発表の方が「その他」としてまとめるものが多くなるでしょう。

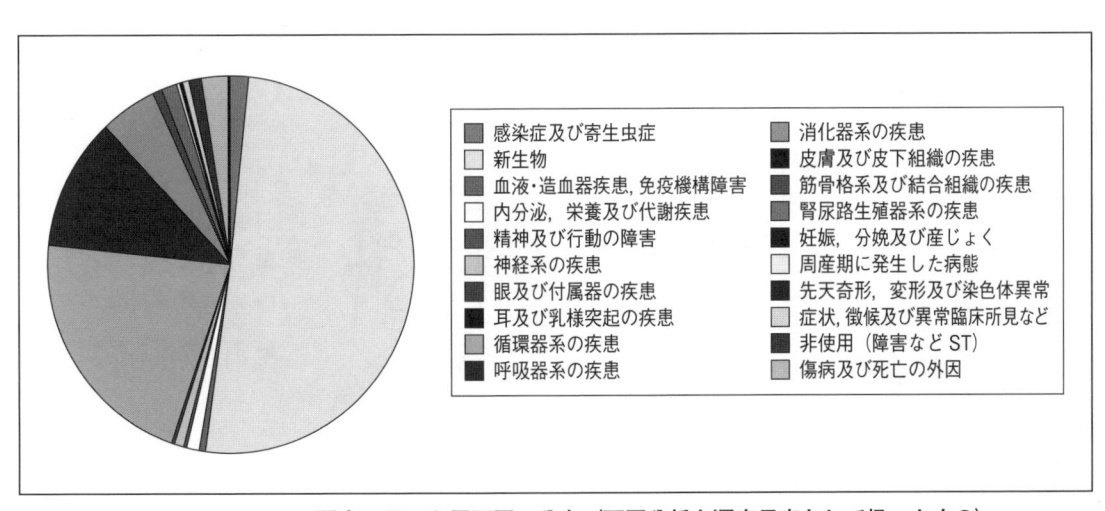

図2-6　ICD-10の順序で示した原死因の分布（死因分析を順序尺度として扱ったもの）

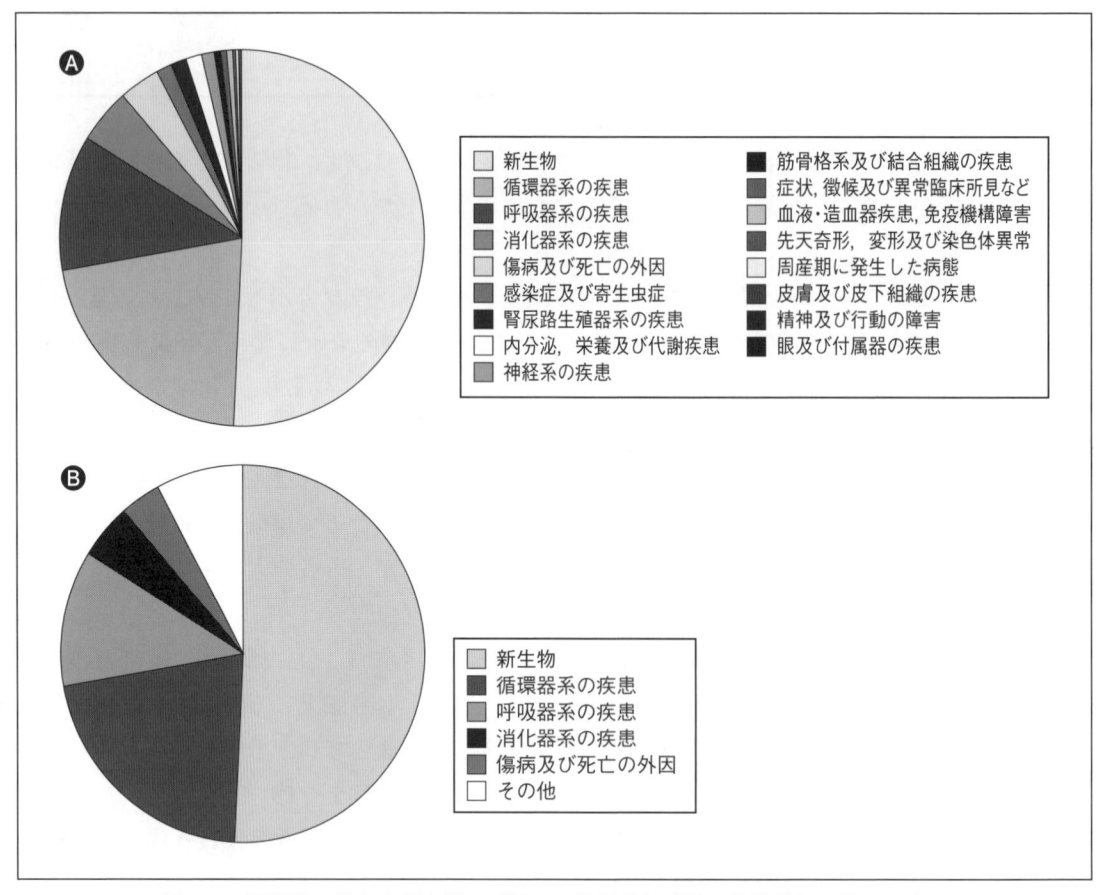

図2-7 原死因の比率を頻度順に「細かい分類Ⓐ」,「粗い分類Ⓑ」で示したもの

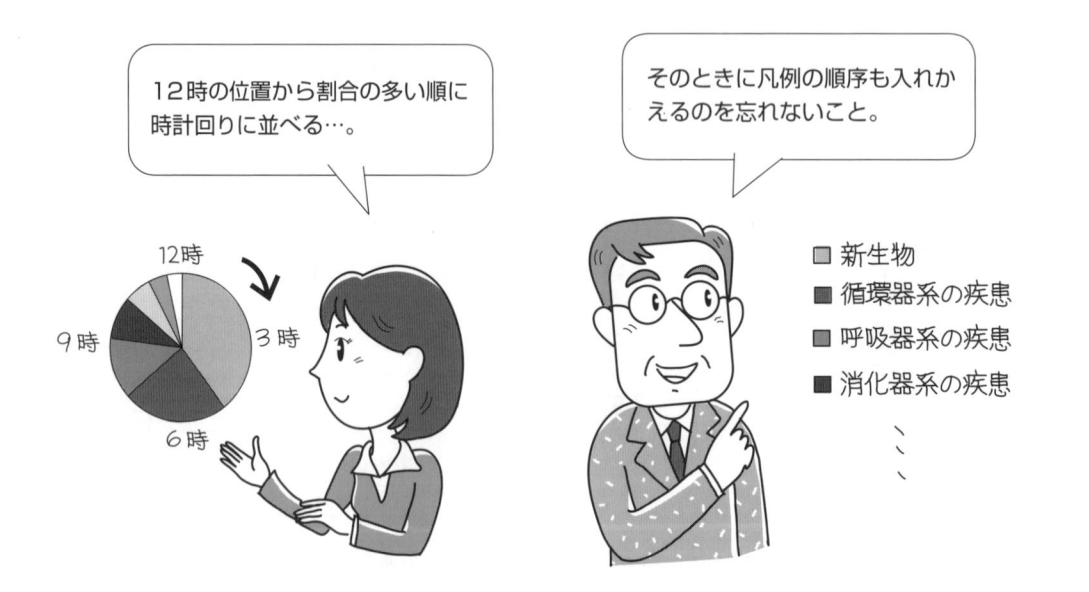

12時の位置から割合の多い順に時計回りに並べる…。

そのときに凡例の順序も入れかえるのを忘れないこと。

3）100%棒グラフ（帯グラフ）

　100%棒グラフ（帯グラフ）もまた，構成要素の全体に対する割合を示すために用いられます（**図2-8**）。この点で円グラフと同じですが，さらに複数の集団間で比率の比較をするために用いるのが普通です。グラフ中に度数を書き込むことはできますが，度数について示したいのであればこのグラフを用いるべきではありません。

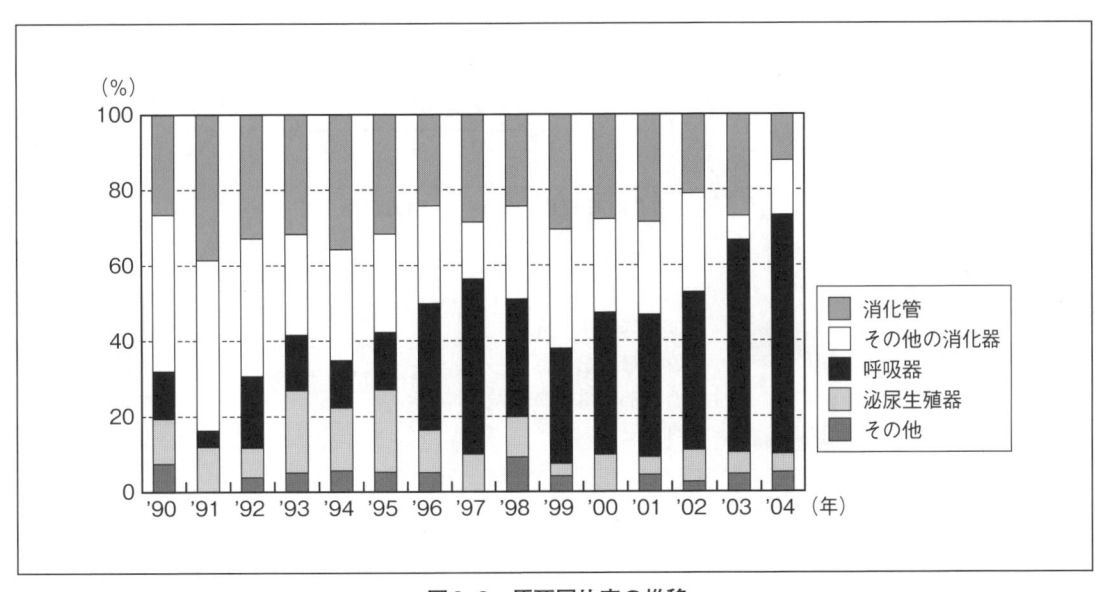

図2-8　原死因比率の推移

100％棒グラフを横向き（帯グラフ）にした例

この図は，死亡診断書の記載について調査したときのデータの一部です。
真の原死因がどれほど正しく記載されているか，疾患群によって分けられています。グラフから何が読み取れますか？

感染症以外が原死因であるものが，半数近いといえます。

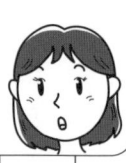

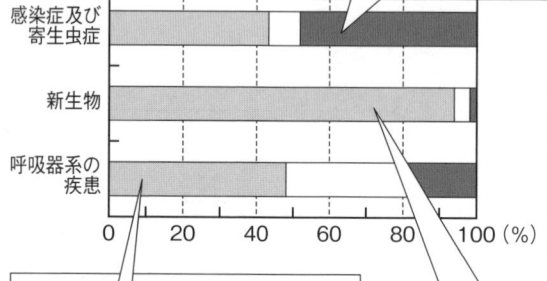

呼吸器疾患について，ICD-10の3桁が正しかったものは半数に満たないです。

新生物が原死因と記載された死亡診断書は，90％以上の正確さです。

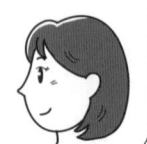

（グラフ：縦軸に「感染症及び寄生虫症」「新生物」「呼吸器系の疾患」、横軸に0〜100(%)、凡例は「3桁一致」「章は一致」「章も不一致」）

内訳は順序尺度なので，左右を逆から並べてもよいのでしょうか？

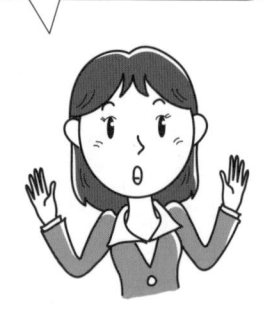

一般的には，好ましいものや主題となるものを左に，「その他」を右にもっていきます。順序尺度の場合は，左から並べるのが慣例です。

4) 折れ線グラフ

　折れ線グラフもまたなじみの深いグラフ表現です。データ同士を直線でつないだものです。直線でつなぐということはどういう意味を持つのでしょうか。当然，隣とのつながりを示すわけですから，しばしば時間とともに変化するものを示すときに用いられます。

　図2-9は，A病院の死亡退院件数の推移を示したものです。毎年50名前後の患者さんが亡くなっていますが，全体として減少傾向にある印象を与えます。

　同じデータを棒グラフで表現することもできます（図2-10）。

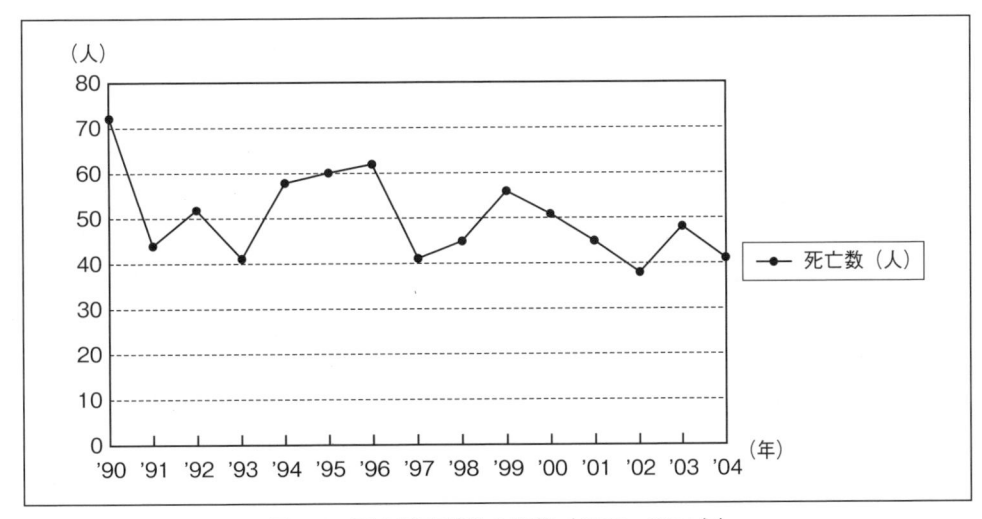

図2-9　死亡退院件数の推移（1990〜2004年）

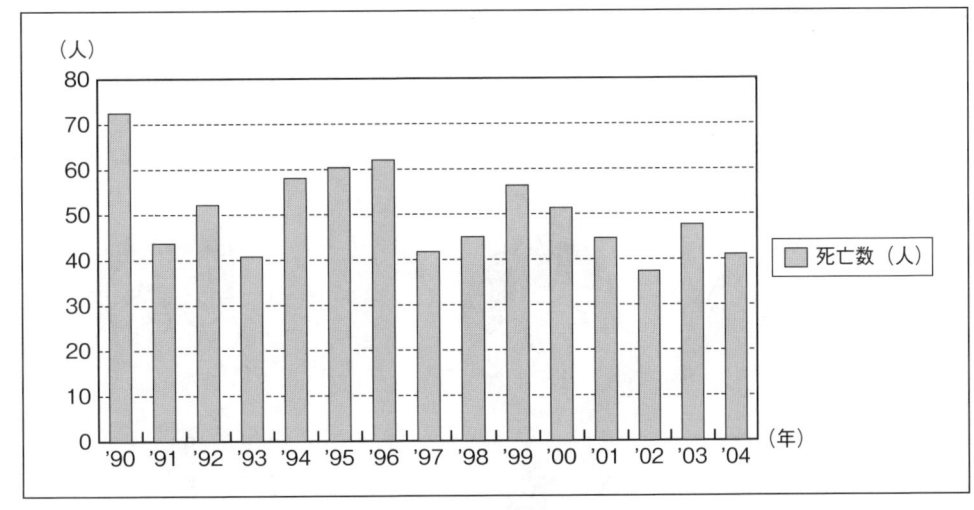

図2-10　年別死亡退院件数

データは全く同じですが，棒グラフは年ごとの度数を読み取るためのものということが改めてわかると思います．一方，時系列の変化を読み取って欲しいならば，折れ線グラフが適切ということになります．

折れ線グラフも，複数のものについて同時に表現することができます．この場合，記号（シンボル：●，○，×，▲など）と線（実線，破線，一点鎖線-・-・-など）を組み合わせて，どれがどれなのかを区別できるようにします．

図2-11はA病院での悪性新生物による死亡者数の変化を表したものです．消化器の死亡が減少し，呼吸器の死亡が増えていることがよくわかります．

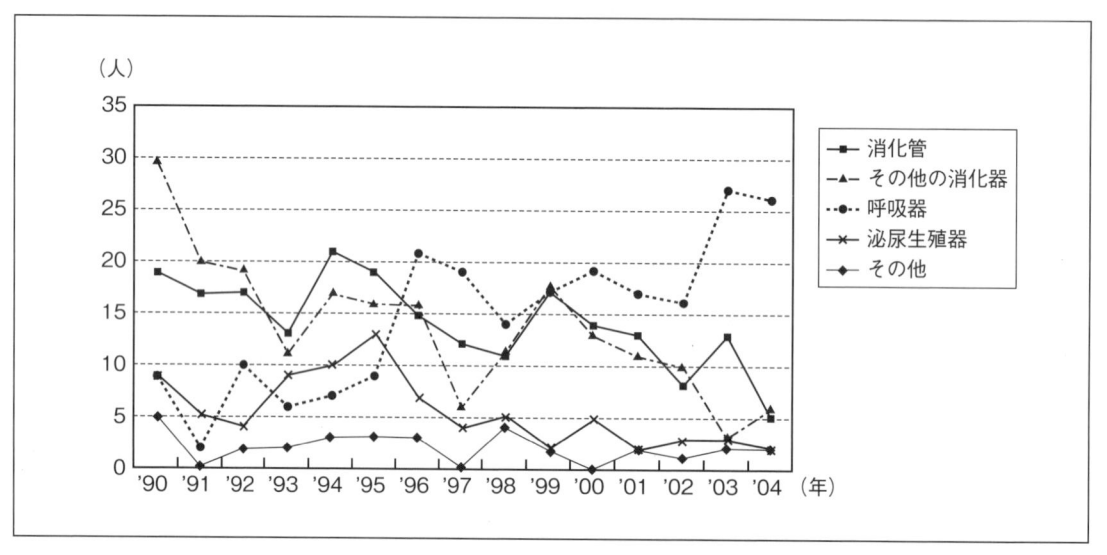

図2-11　悪性新生物による死亡者数の推移，部位別

> ほんとだ。
> 図2-4（p25）と同じデータなのに，年度ごとの内訳の変化がわかりやすいですね。

> しかし，同時にたくさんの折れ線を詰め込むと，グラフが複雑になり識別しづらくなります。

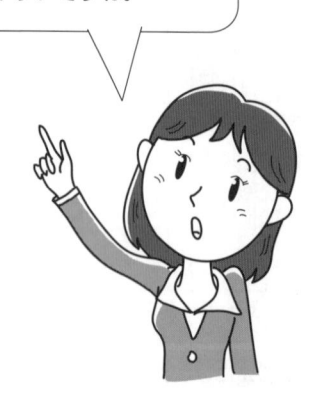

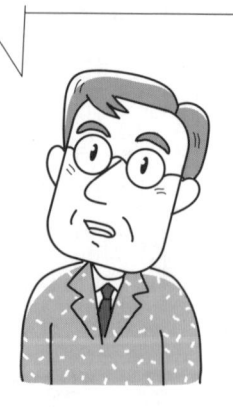

3 グラフ表現の応用

実は,横並び棒グラフ(図2-4)のところで示したデータと全く同じものですが,ずいぶん印象が違うと思います.折れ線グラフは変化を読み取るのに優れていることを確かめてください.

しかし,同時にたくさんの記号を折れ線グラフに押し込むと,どれがどれだか識別できなくなってきます.口頭発表の場合やモノクロ原稿の場合には,特に注意が必要です.

さて,棒グラフのところで,積み上げ棒グラフの表現をお話ししました.折れ線グラフでも可能でしょうか.折れ線グラフの場合,それぞれのシンボルが0からの値と受け取られることが多いので,きちんと説明しないと「その他」が一番多いと受け取られる恐れがあるので注意が必要です(図2-12❹).

死亡患者総数とその内訳の変化を表現したいのであれば,図2-12❺のようにそ

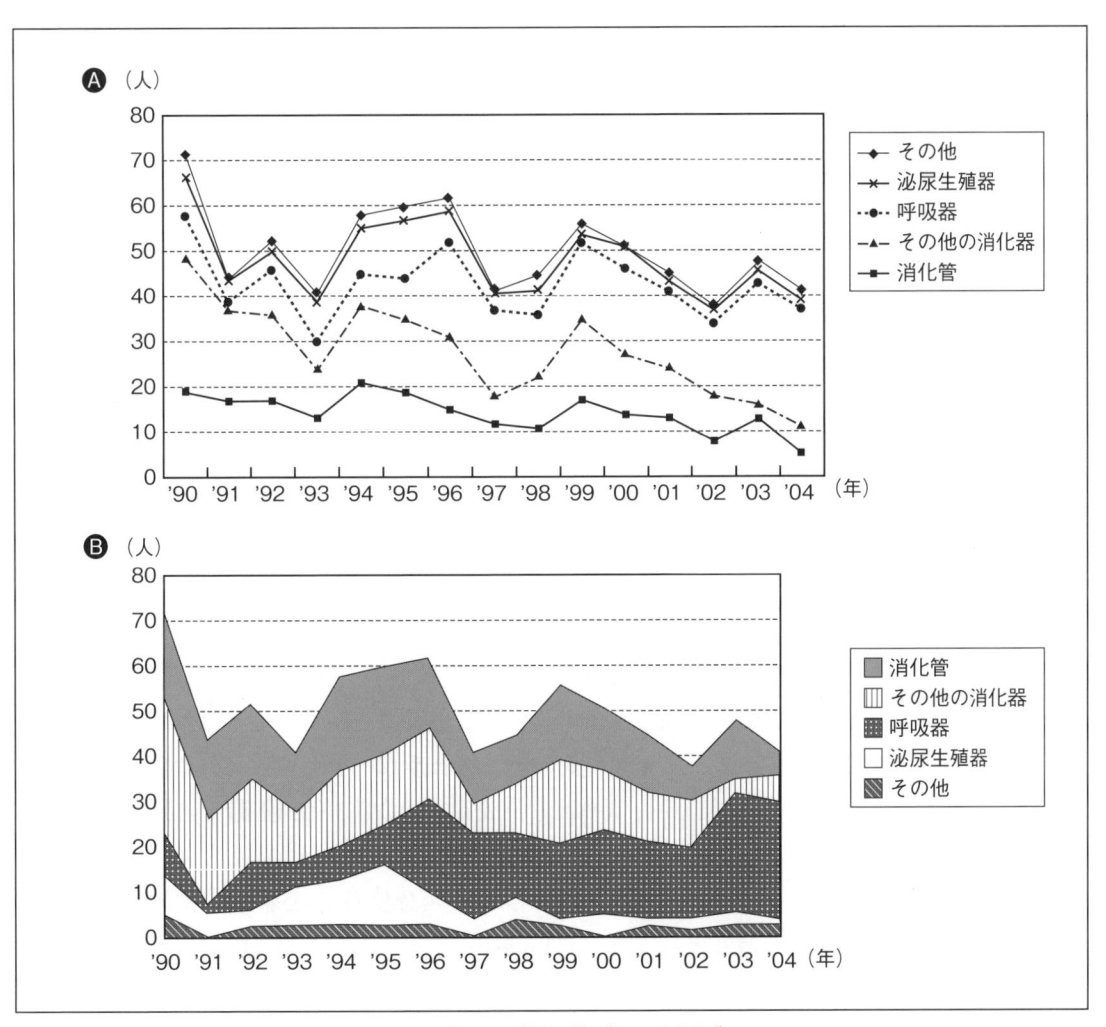

図2-12 積み上げ折れ線グラフと面グラフ

れぞれが占める部分を色分けして塗りつぶすなどして，誤解のないようにしなければなりません。このグラフではそれぞれのカテゴリーが面積で表現されるので，面グラフと呼ばれることもあります。面積が死亡者数を示すわけで，積分の考えと同じです。積み上げ棒グラフよりも年ごとの変化が明瞭であり，部位別の変化も見やすくなります。

5）クモの巣グラフ（レーダー図）

クモの巣グラフとは，文字通り中心から放射状にデータを示すものです。目的は，ある個体や集団の特性について，さまざまな観点からみた評価をパターンとして表現することにあります。

右ページの3つのグラフは，3人の介護保険受給者について7つの観点からみた評価を示しています。この場合，それぞれの観点（カテゴリー）はそれぞれ独立した名義尺度となっています。したがって，どの項目をどの軸にもってくるかに決まりはありません。また，ここでは目盛りが100点満点のスコアになっていますが，「よい・普通・悪い」などの順序尺度も用いることができます。

では，クモの巣グラフから，どのような読み取り方ができるか，実際に次ページのグラフを見て確認しましょう。

このようなパターン表現は，同じような傾向の個体（人）または集団（グループ，患者群，都道府県など）を比べて，類似のものを見つけたり比べたりするのに有用といえます。常時目にするグラフではないかもしれませんが，ときに試みると面白いかもしれません。

6）箱ひげ図

分布が左右対称の場合は，通常平均値と標準偏差（第3章3-1**4**参照）を表示すれば，分布の状態を表現できます。しかし患者の在院日数などはしばしば非対称の分布を示します。また，極端に他のデータと離れたいわゆる「外れ値」もまれではありません。そこで，中央値や四分位範囲（第3章3-1**3**，**4**参照）をもとにして表現されるのが箱ひげ図です（図2-13）。

この図ではデータを大きさ順に並べ，第1四分位数Q_1と第3四分位数Q_3の間を箱で囲みます（もともとは，ヒンジhingeを用いますが，ここでは四分位数を用います）。そして中央値を中に表示します。すなわちこの範囲にデータの中央50％が含まれることになります。ひげの描き方にはいくつかの方法があり，箱の辺（四分

クモの巣グラフの読み方

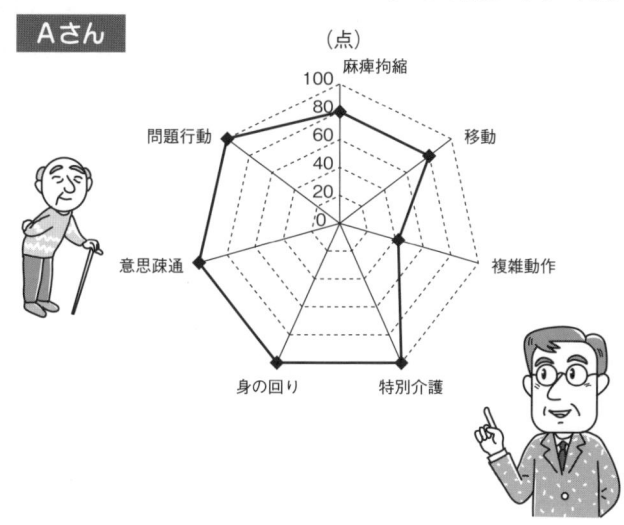

Aさん

（点）軸：麻痺拘縮、移動、複雑動作、特別介護、身の回り、意思疎通、問題行動（0〜100点）

Aさんは，軽度の麻痺と歩行などの移動能力にやや支障があり，着替えをするなどの動作に中等度の障害がありますが，意思疎通に問題はなく，徘徊などの問題行動もない方だということがわかります。

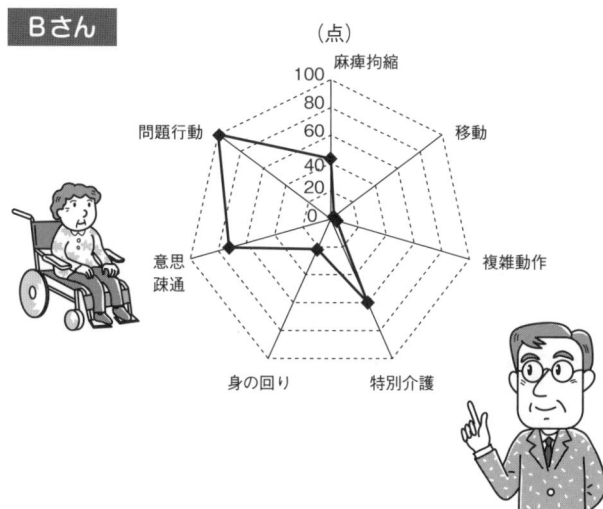

Bさん

Bさんは，かなりの麻痺拘縮があり，そのため自分で移動や複雑動作をすることができず，身の回りのこともほとんどできませんが，意思疎通はほどほど可能で問題行動のないことがみてとれます。

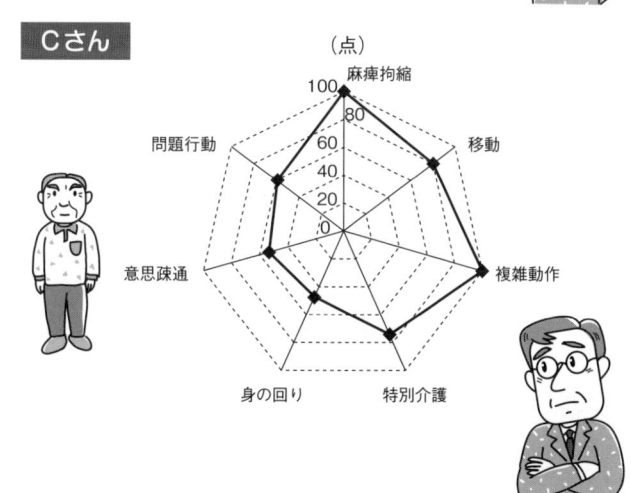

Cさん

Cさんは，麻痺や複雑動作に問題はないが，意思疎通は必ずしも容易でなく，徘徊などの問題行動や身の回りのことはAさんよりもずっと手がかかることがわかります。

3 グラフ表現の応用

位数）から両側へ，最大値と最小値まで伸ばす方法が基本的です．また，外れ値の検出のためには，箱の辺から両側へ四分位範囲の1.5倍までの距離で一番近い内側にある値まで伸ばします．また，ひげの外側にある値を外れ値として丸で示すことにより，いびつな分布の状態をできるだけ表現できるように工夫されています．

箱ひげ図は，昨今のDPCの普及に従い在院日数や医療費の分布（散らばり）を表現するためによく見かけるようになりました．このような特殊なグラフも，データを適切に捉えるために用いられています．

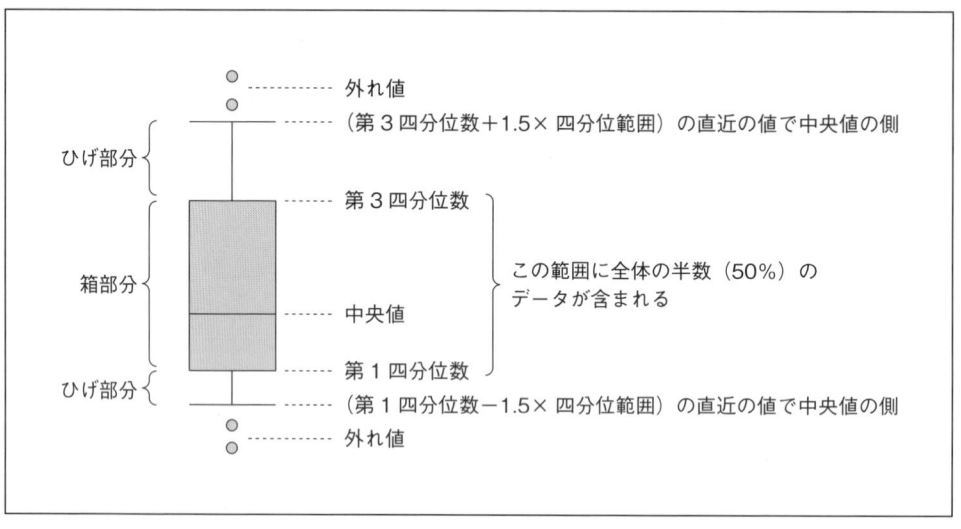

```
                    ○ ……… 外れ値
                    ○
              ┌─────┬───── （第3四分位数＋1.5×四分位範囲）の直近の値で中央値の側
        ┌    │     │
   ひげ部分 │     │
        └    │     │
              ├─────┼───── 第3四分位数
        ┌    │▓▓▓▓▓│
        │    │▓▓▓▓▓│      ┐ この範囲に全体の半数（50％）の
   箱部分 │    │─────├───── 中央値   │ データが含まれる
        │    │▓▓▓▓▓│      ┘
        └    ├─────┼───── 第1四分位数
        ┌    │     │
   ひげ部分 │     │
        └    │     │
              └─────┴───── （第1四分位数－1.5×四分位範囲）の直近の値で中央値の側
                    ○
                    ○ ……… 外れ値
```

図2-13　箱ひげ図による非対称な分布の表現

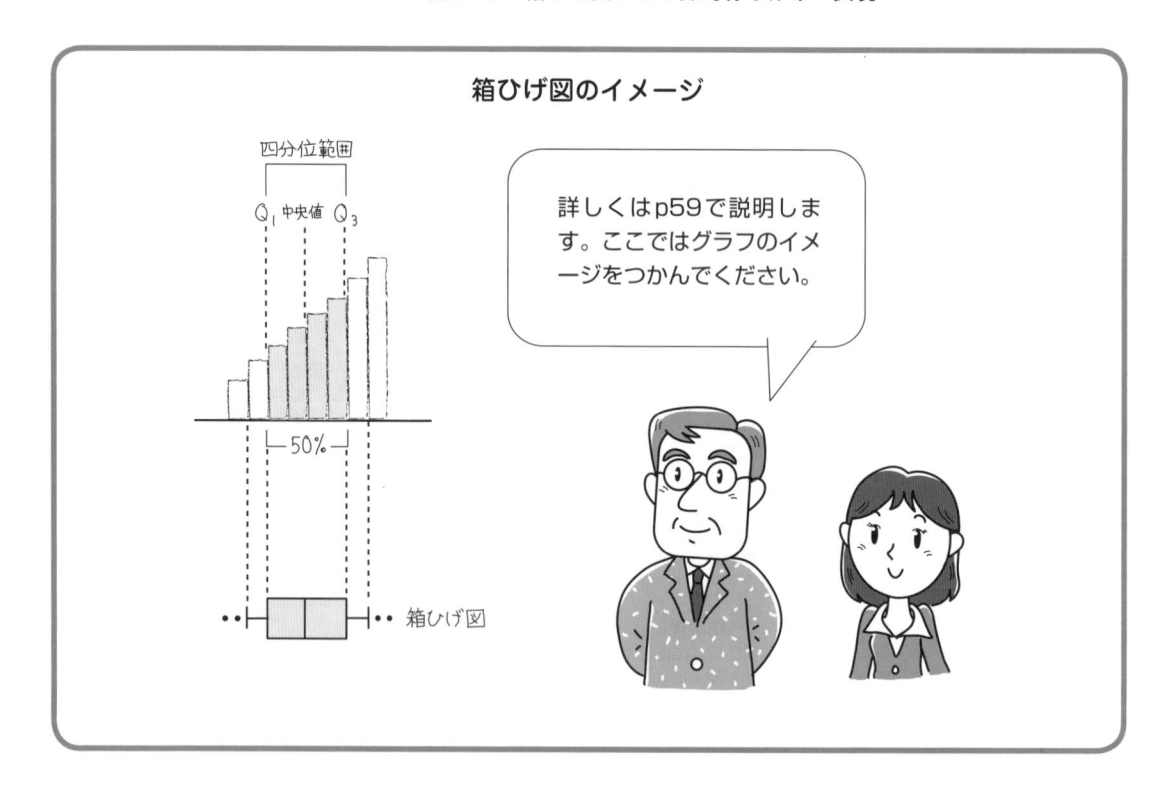

箱ひげ図のイメージ

詳しくはp59で説明します．ここではグラフのイメージをつかんでください．

4 グラフ表現の注意点

1）グラフを作るときの注意

　グラフは視覚的にデータを理解してもらうための手段です。ですから，相手がどのような状況でグラフを見るのかを考えて描かなければなりません。スライド形式の口頭発表の場合は時間が限られていますから，小さな文字の説明や何本も折り重なった折れ線グラフを理解してもらうことは困難です。一方，論文の場合は，読者がじっくり時間をかけて説明を読み込むことができます。時と場合によってどのような注意が必要か，考えてみましょう。

2）スライド形式の口頭発表（口演）

　口演の場合，スライド1コマあたり1分というのが一般的です。10分の発表であれば10枚のスライドが限度です。そこでは，限られた時間の中でいかに必要な情報（演者の述べたいこと）をグラフで伝えられるかが一番重要なことになります。
　まず，何を伝えたいかで棒グラフや折れ線グラフなどの表現法を工夫し，必要なデータ以外はできるだけ省略することが大切です。1つのグラフであれもこれも盛り込もうとすると，聴く方は混乱してしまい，どの棒や折れ線を見たらよいのかわからなくなります。もしも言いたいことがいくつかあるならば，データを整理して別のグラフに分けた方がずっと理解しやすくなります。
　また，円グラフや棒グラフで細かなデータをすべて表示すべきか，「その他」としてまとめた方がわかりやすいか，論旨の流れを踏まえて考える必要があります。
　次に，具体的な数値は必要なものを除きできるだけ表示しないようにします。おおまかな量や割合はグラフで表示してあるのですから，数値は余分です。文字が書いてあると聴衆は思わずそれを読もうとするので，その分だけ演者の口演に対する注意力がそがれてしまいます。
　口頭発表は一発勝負ですから，見ばえも大切です。折れ線のシンボルの形や色，棒グラフの色や網かけなどが識別しやすいように十分に注意してください。特に，赤はパソコンのモニタでははっきり見えますが，スクリーンに投射すると思ったよりもずっと暗く見えます。スライドの背景が紺色など暗いときは，赤で描かれた線

や文字が見えなくなることも知っておくとよいでしょう。

また，3次元のグラフも，印象を強くするためには有効かもしれません。ただし，棒グラフを立体的にしたり円グラフをわざわざ斜めから見せるメリットがあるのか，常に考える癖をつけてください。原則として，3次元グラフは使わない方がよいでしょう。

3) 論文原稿

論文原稿に用いる図は，正確であることが最優先です。読者がじっくり読み込むことができるので，必要と考えられるデータを自由に盛り込んで構いません。ただし，数値が多くなってくると，グラフよりもよくまとめられた表の方がかえって理解しやすい場合もあります。グラフにこだわるのでなく，表とどちらがよさそうなのか比較してみることも有意義です。

また，グラフや表の説明は本文を読まなくてもその全貌がわかるように書かなければなりません。データの出所や縦軸や横軸の説明，何に対する割合か，などはすべて図の説明に記述するのがルールです。ただし，説明が膨大になる場合は「詳細は目的と方法を参照」とすることは認められています。

スライドでは，カラーでグラフを作るのが一般的になっていますが，出版論文は

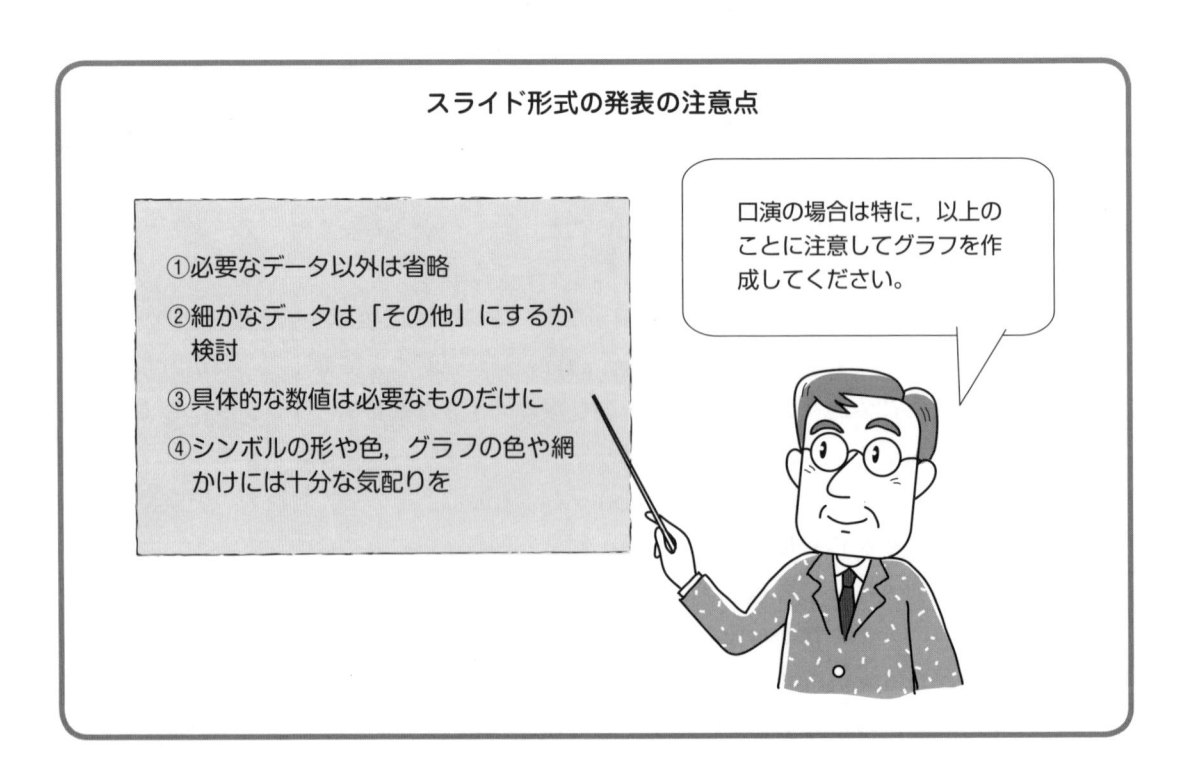

スライド形式の発表の注意点

① 必要なデータ以外は省略
② 細かなデータは「その他」にするか検討
③ 具体的な数値は必要なものだけに
④ シンボルの形や色，グラフの色や網かけには十分な気配りを

口演の場合は特に，以上のことに注意してグラフを作成してください。

モノクロ（黒白）が普通です。カラーで作成したグラフをそのまま原稿にすると，似たような濃さの色は同じような灰色や網かけになって識別できなくなります。ですから，同じグラフでも投稿原稿用にはモノクロで作り直すか，モノクロに出力してみて十分識別できるかを確認することが必要になります。

　立体的な円グラフは角度を正確に表現できないため，普通の（2次元の）円グラフに比べて正確さで劣ります。正確さが最優先する論文原稿に3次元グラフは不適切といえます。一般に，グラフに含まれる線や面，シンボルなど，どれ1つとっても何らかの意味を持っていなければなりません。棒グラフが立体的でなくても多くの場合何も困ることはないでしょう。必要なものはすべて書き込み，無駄なものは一切入れない，という姿勢が必要です。

4）ポスター

　最近は各種の学会でもポスター発表が増えてきました。ポスター発表のいいところは，聴衆が自分の都合のよいときにじっくり発表内容を読めることです。一方，演者は口頭発表の時よりもグラフに多くのデータを盛り込むことができ，一般に口頭発表よりも多くの事柄を伝えることができます。

　その一方で，声や身ぶりやアニメーションで聴衆を引きつけることができません

論文原稿の注意点

①グラフか表か，どちらを用いるかよく検討
②グラフや表は本文を読まなくても全貌がわかるように
③モノクロのグラフは出力時に十分識別できるように
④立体的なグラフは避ける
　（不要なものは入れない）

論文原稿に用いるグラフは，正確であることが最優先ということですね。

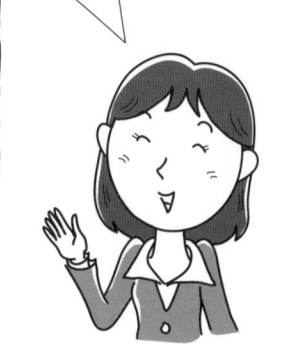

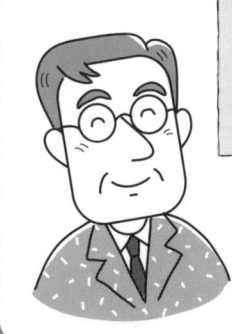

から，その分ポスターが見やすく魅力的でなくてはなりません。

まず，聴衆を引きつけるために，目立つグラフが好ましいといえます。聴衆を引きつけ，ポスターに顔を近づけてもらうためには，一見見ばえのよい3次元グラフの利用，識別しやすい配色やシンボルの工夫が大切になります。

その一方で，口頭発表と違って論文原稿に準じた説明をつけることができます。口演では言い尽くせない詳しい説明ができるのがポスターの利点といえるでしょう。結局，口演での見ばえの良さと，論文原稿の詳しさの両方を併せ持ったグラフ表現が可能だということになります（そして，それが求められます）。

5）院内報告書など

同じ印刷物でも論文原稿と異なり，院内報告書などの印刷物はあまり興味のない読者にも読んでもらう（読んでもらいたい）目的があります。グラフなどの図表が正確さ一辺倒で面白みがないと，目的を達せられない可能性があります。そこで見ばえと正確さのバランスが大切になってきます。この点で前述のポスター発表と似ているところがあります。

異なるのは，まず，多くの場合モノクロであるため，論文原稿のところで述べた色についての注意が必要なことです。また，報告書の場合，あまりに詳しすぎると読んでもらえない（かもしれない）ことです。

そして何よりも報告書の場合は，「こちらが何を見せたいか」よりも，「相手がどんなデータやグラフを求めているか」が優先する点で，これまでと事情が異なります。自己満足に陥らないように，読者の意見や感想にたえず耳を傾けるようにしましょう。

6）わかりやすいグラフを描くために

かつて手作業で論文のグラフを描くときは，常に次のようなことを考えていました。
(1) どのデータをグラフにするか。または，こんなグラフを描くためには（つまり，こんなことを示すためには）どんな実験をしてどんなデータを集めなければならないか。
(2) 意図することを伝えるためには，どんなグラフが一番適切か。
(3) データが粗すぎないか，細かすぎないか。多すぎないか，少なすぎないか。
(4) 縦軸と横軸は適切か。横軸に何をどの順番で並べるか。

(5) 目盛りと単位は適切か。縦軸の目盛りを途中で切っても大丈夫か，誤解されないか。
(6) 印刷されたときに小さすぎないか。

　これらはパソコンのソフトウェアでグラフ作成が容易になった今日でも重要であることに変わりありません。グラフは「できあがる」ものではなく，自分で「描く」ものです。データをセルに入力してグラフを選んで「ハイできあがり！」の時代ですが，ソフトウェアに使われるのでなく，あらかじめグラフのイメージ・スケッチを頭に描くように心がけてください。

　専門誌や学会発表に限らず，新聞，雑誌やテレビにはさまざまなグラフがあふれています。漠然と眺めるのはもったいない。何を伝えようとしているのか，わかりやすいか，インチキ臭くないか，など注意してみましょう。わかりにくいグラフなら，なぜわかりにくいのか。どうやったら，わかりやすいものになるか考えてみましょう。そうやって日頃注意をしていれば，きっとあなたも"グラフの名人"になれます。

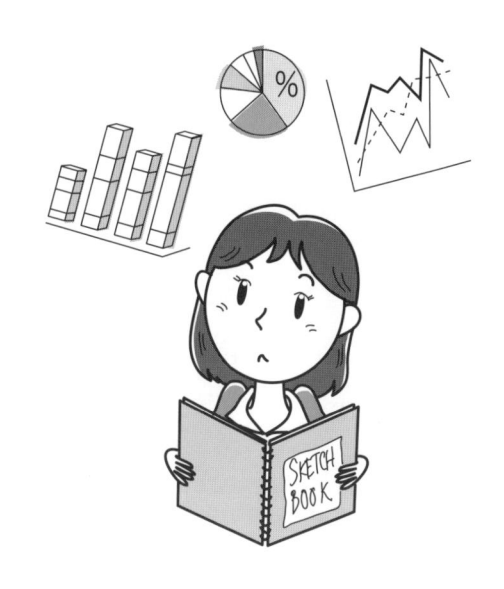

理解度チェック

☐ 棒グラフの特徴を説明できますか？（☞p21）

☐ 棒グラフの棒の並べ方を説明できますか？（☞p21）

☐ 全体に対する割合を示すには，どのグラフがよいでしょうか？（☞p27）

☐ 全体に対する割合を，複数の集団間で比較するにはどのグラフがよいでしょうか？（☞p29）

☐ 横並び棒グラフと，積み上げ棒グラフの使い分けを説明できますか？（☞p25）

☐ 折れ線グラフの特徴を説明できますか？（☞p31）

☐ クモの巣グラフの特徴を説明できますか？（☞p34）

☐ 箱ひげ図は，どんな分布のデータを示すときに使用しますか？（☞p36）

☐ 箱ひげ図の箱の両端は何を示しているか説明できますか？（☞p36）

☐ グラフと表の使い分けを説明できますか？（☞p38）

第3章 データを要約する

3-1 データの集団の性質を要約する

1. データの種類と性質を理解する
2. 集団の分布の様子を概観する
3. 集団の様子を1つの数値で表現する
4. 集団のばらつきの度合いを表現する
5. 度数分布表から統計量を概算する
6. 分布の形に注意する

3-2 組になったデータの関係を調べる

1. 質的変量同士の関係をみる
2. 量的変量同士の関係をみる
3. 質的変量と量的変量の関係をみる
4. 量的変量同士の関係の強さを表現する
5. 相関の強さを数字で表現する
6. 組になったデータの関係を式で表現する

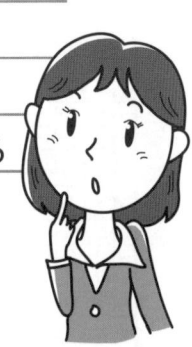

3-1 データの集団の性質を要約する

　例えば同じ日本人でも背の高い人，低い人がいるように，多数のデータの集まり（**集団**）には個々のデータのばらつきが必ずあります。しかし，集団全体の中での背の高い人や低い人の割合は年ごとに変化するわけではありません。このように個々のデータはばらついていても，集団としては安定した性質が保たれています。統計学的な分析とは，集団がもつ性質や傾向などを明らかにしようとする作業です。

　さて，1つの例を考えてみましょう。病院や会社では，労働安全衛生法に基づいて，定期的に職員や従業員の健康診断が行われています。例えば，1,000人が働いているある病院で，50人の血液検査を実施しました（**表3-1**）。その結果には，病院職員の健康状態についてさまざまな重要な情報が含まれているはずです。しかし，そのままではそれらを読み取ることは簡単ではありません。そこで，**統計学的な手法**を用いて，収集したデータの性質や傾向などを視覚的に表現したり，少数の数値（**統計量**）で要約してみます。これらの手法を総称して**記述統計**と呼びます。

　本章では，記述統計のさまざまな手法や注意点などについて解説します。

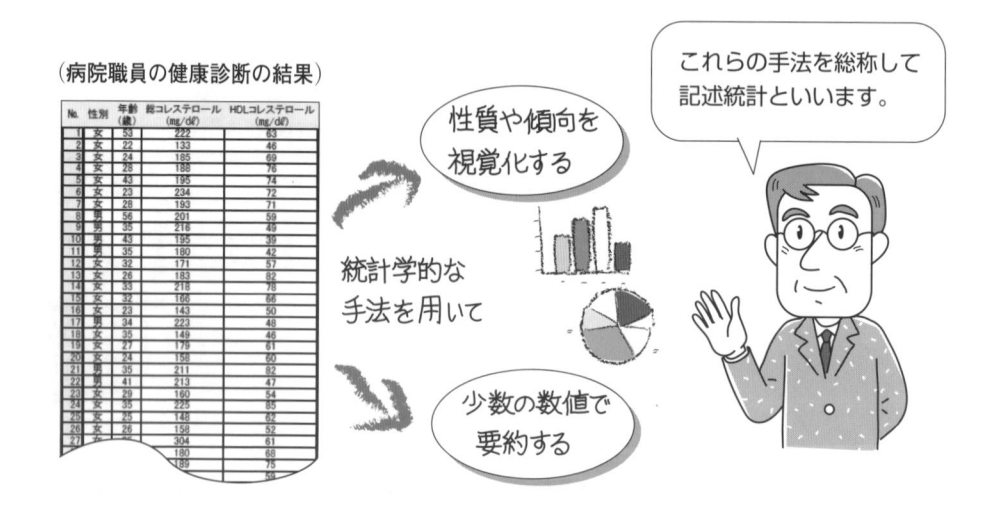

表3-1 J病院職員の血液検査データ

No.	性別	年齢	TCHO	HDLC	RBC	HGB
1	女	53	222	63	429	13.0
2	女	22	133	46	328	11.2
3	女	24	185	69	361	11.4
4	女	28	188	76	428	11.0
5	女	43	195	74	424	11.5
6	女	23	234	72	502	14.2
7	女	28	193	71	469	13.2
8	男	56	201	59	478	14.5
9	男	35	216	49	444	15.2
10	男	43	195	39	569	17.1
11	男	35	180	42	544	15.9
12	女	32	171	57	427	12.9
13	女	26	183	82	404	13.2
14	女	33	218	78	416	12.9
15	女	32	166	66	378	12.0
16	女	23	143	50	433	13.1
17	男	34	223	48	465	14.9
18	女	35	149	46	471	14.2
19	女	27	179	61	463	12.8
20	女	24	158	60	426	12.8
21	男	35	211	82	476	14.9
22	男	41	213	47	450	14.0
23	女	29	160	54	435	13.5
24	女	35	225	85	426	12.5
25	女	25	148	62	453	11.4
26	女	26	158	52	379	12.0
27	女	25	304	61	472	14.4
28	男	40	180	68	490	14.9
29	女	37	189	75	441	12.5
30	女	39	181	59	400	12.5
31	女	40	178	71	412	12.9
32	女	23	171	49	410	12.8
33	女	54	201	93	402	12.5
34	女	24	149	61	381	11.9
35	女	26	120	61	463	13.3
36	男	26	175	55	546	16.0
37	男	39	174	68	489	15.7
38	女	40	206	87	451	13.6
39	女	29	188	79	406	12.5
40	女	51	160	66	414	12.9
41	女	23	134	49	451	13.9
42	女	33	158	60	414	12.8
43	男	55	213	64	452	14.1
44	男	26	217	64	431	14.0
45	男	35	265	52	481	14.0
46	女	30	238	83	428	12.9
47	男	34	118	35	491	14.8
48	女	39	166	63	459	14.3
49	女	22	167	59	446	13.7
50	男	26	174	51	509	14.8

TCHO：総コレステロール（mg/dL）　HDLC：HDLコレステロール（mg/dL）
RBC：赤血球数（$\times 10^4/\mu L$）　HGB：ヘモグロビン（g/dL）

1 データの種類と性質を理解する

> 統計学的手法で扱うデータのことを，その値がいろいろと変わるという意味で変量または変数といいます。

> そして変量のもつ性質のことを尺度といいます。
> 変量は4つのうちのいずれかの尺度を持っています。

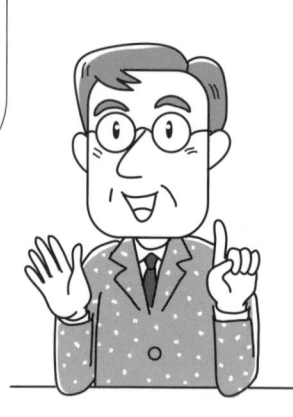

　変量の尺度によってデータのまとめ方や分析に用いる手法が変わるので，それらを理解しておくことは大変重要なことです。データの集団の要約に取りかかる前に，まず変量の種類と性質について説明します。

1）名義尺度（または名目尺度）

　名義尺度は単なる区別・分類のために，数字や記号を割り振ったもの。名義すなわち名前ですから，変量間の比較は等しいか，異なるかでしか行えません。大小関係もありませんし，変量同士の計算もできません。この尺度の変量の例としては，性別や電話番号などがあります。ICDによる傷病名もこれにあたります。

2）順序尺度（または序数尺度）

　順序尺度では，等しいか異なるかに加えて，順序または大小関係が表されます。順序や大小の比較はできますが，名義尺度と同様に足し算や引き算はできません。例えば，レースの着順や試験紙法による尿蛋白，潜血などの定性検査の結果（−，±，＋，2＋，…）などがこれにあたります。

ここまでの名義尺度と順序尺度の変量はデータの量の大小ではなく，データの性質や分類を表現していることから，これらをまとめて質的変量といいます。

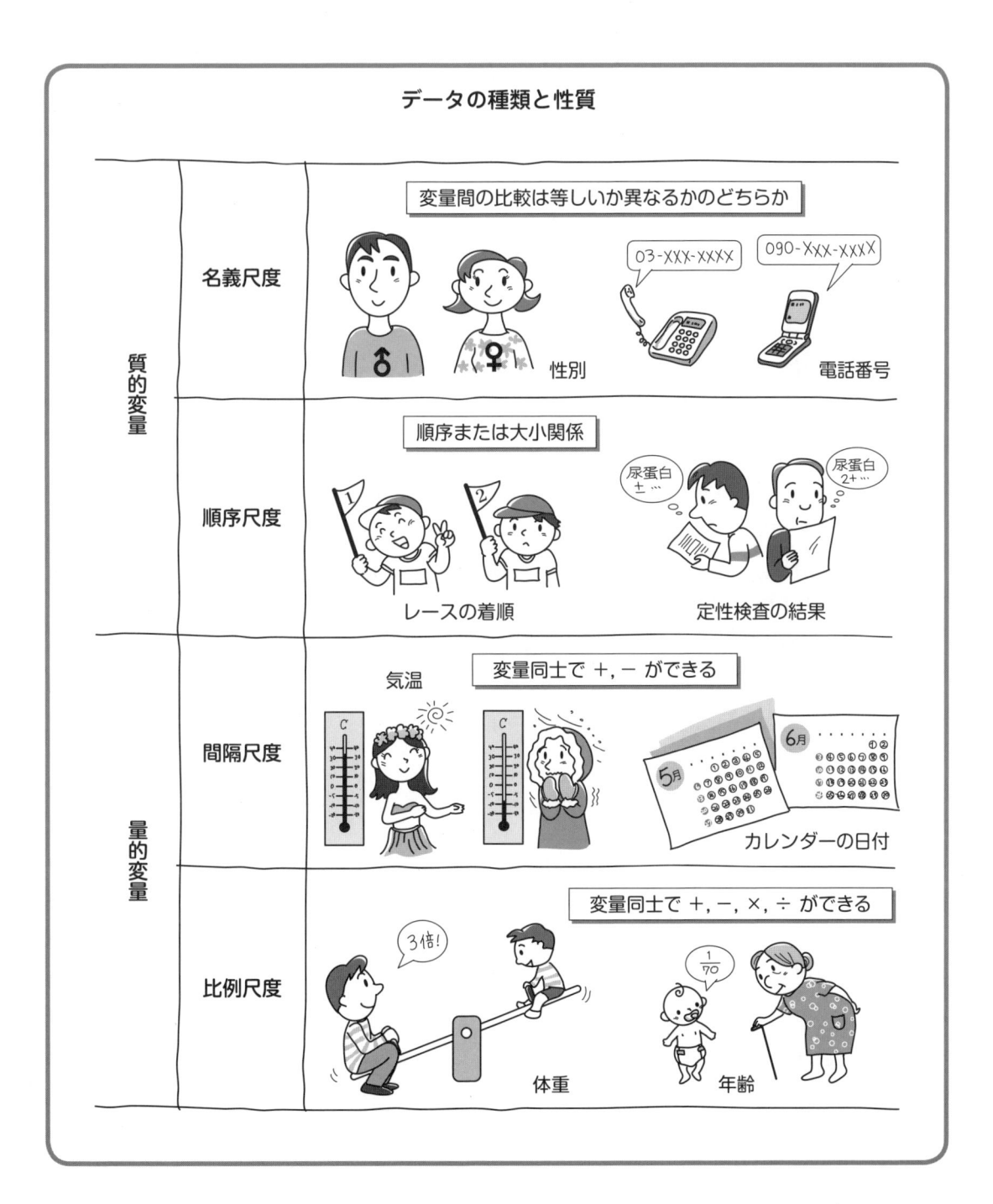

データの種類と性質

質的変量	名義尺度	変量間の比較は等しいか異なるかのどちらか 性別　　電話番号
質的変量	順序尺度	順序または大小関係 レースの着順　　定性検査の結果
量的変量	間隔尺度	変量同士で ＋，− ができる 気温　　カレンダーの日付
量的変量	比例尺度	変量同士で ＋，−，×，÷ ができる 体重　　年齢

3) 間隔尺度（または距離尺度）

　間隔尺度は，名義尺度と順序尺度の性質を備えるのに加えて，間隔，つまり差を比べることができます。変量同士の足し算，引き算が可能になります。負の値も使えます。代表的な例が温度で，気温が10℃から25℃に上昇したときに，「15℃上昇した」という表現が使えますし，−5℃から10℃へ上昇した場合も同じ15℃の上昇であると比べられます。しかし「気温が150％上昇した」とか「2.5倍になった」というように比率を表現することはできません。その他の例としてはカレンダーの日付があります。

4) 比例尺度（または比率尺度，比尺度）

　比例尺度では，名義，順序，間隔尺度の性質をすべて備え，かつ変量どうしのかけ算，割り算もできるようになります。つまり加減乗除すべての計算ができるようになります。ほとんどの物理量は比例尺度です。例えば体重では，「象の体重（5,000 kg）は人間（50 kg）より4,950 kg重い」（差）ということもできますし，「象の体重は人間の100倍」（比率）という言い方もできます。比例尺度では絶対的なゼロ点が定義されます。年齢や各種の定量検査の値もこの尺度にあたります。
　間隔尺度と比例尺度の変量はデータの量の大小を表現しているので，これらを量的変量といいます。量的変量には単位があります。

2 集団の分布の様子を概観する

> 表3-1のような，収集したデータの集団がどのような性質や傾向をもっているか知るためには，どうすればよいかな？

> やはり，表やグラフにすればわかりやすいと思うのですが…。

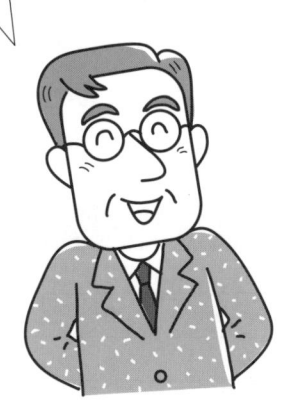

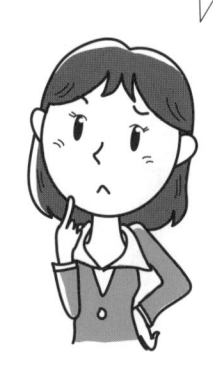

1）度数分布表

　質的変量の場合は，それぞれの分類（性質）に属するデータの個数（**度数**）を数えて，分類の分布をみる表を作成します。この表が度数分布表です。特に1つの変量だけに着目して作られた度数分布表のことを**単純集計表**ともいいます。変量が**名義尺度**の場合は，一般には度数の多い順に並べます。ただし，例えば「ICD別疾病統計」や病院内の「診療科別患者数統計」などのように分類のならびに一定の意味や慣例がある場合は，その順序に従います。**順序尺度**の場合は，その順序に応じて並べます。「その他」や「不明」などは，その度数にかかわらずその他として，別にまとめます。

　場合によっては，実際の度数だけでなくそれぞれの分類の度数が全体のどのくらいの割合にあたるかを知りたいことがあります。また，各分類の度数を下の階級から積み上げた合計の度数，さらに積み上げた度数の全体に占める割合を知りたい場合があります。これらを**相対度数**，**累積度数**，そして**累積相対度数**といいます。相対度数は各分類の度数をデータの総個数で割って求めます。その分類に属するデー

タが，集団全体に対してどのくらいの割合であるかを示しています。相対度数の合計は理論的には1になります。しかし，実際には各分類の度数をデータの総個数で割り，端数を適当な桁数で四捨五入する関係で生じる誤差によって，1にならない場合があります。累積度数は各分類の度数を，度数分布表の上から順に加えて求めます。**表3-2**は，表3-1の職員健康診断のデータから職員の年齢階級（年代）別の度数分布表を作成した例です。例えば30代の累積度数は20代の度数に30代の度数を加えたもので，30代以下の職員の総数を表しています。40代の累積度数は30代の累積度数に40代の度数を足し，40代以下の職員の総数を表しています。累積相対度数とは，各分類の累積度数をデータの総個数で割ったものです。各階級の累積度数が全体に占める割合がわかります。表3-1からは，30代以下の職員は全体を1とすると0.78，つまり78％いることがわかります。相対度数，累積相対度数は計算結果を100倍して％表示することもあります。

表3-2　年齢階級の度数分布表

年齢階級	度数（人）	相対度数	累積度数（人）	累積相対度数
20代	22	0.44	22	0.44
30代	17	0.34	39	0.78
40代	6	0.12	45	0.90
50代	5	0.10	50	1.00
計	50	1		

量的変量について度数分布表を作成する場合は，まずデータの中の最大値と最小値を見つけます。次にそれらを含む範囲を設定し，その中で等間隔にクラス分けします。これを**階級**（class）を設定する，といいます。一般に，階級の数（振り分けるクラスの数）は8から20程度が望ましいとされます。データの個数が少ない場合は階級の数も少なくします。データの個数が少ないのに階級の数を多く取ると，たまたまデータが含まれない階級ができて，かえって全体の傾向が読み取りにくくなります。階級の幅は，

$$階級の幅 = \frac{全体の範囲}{階級の数}$$

で決まりますが，階級の幅や各階級の上下限の値が区切りのよいわかりやすい値になるように全体の範囲を決めます。階級には幅があるので，各階級の上限と下限の値を足して2で割った中央の値を**階級値**として，その階級の値を代表させます。

階級値とは

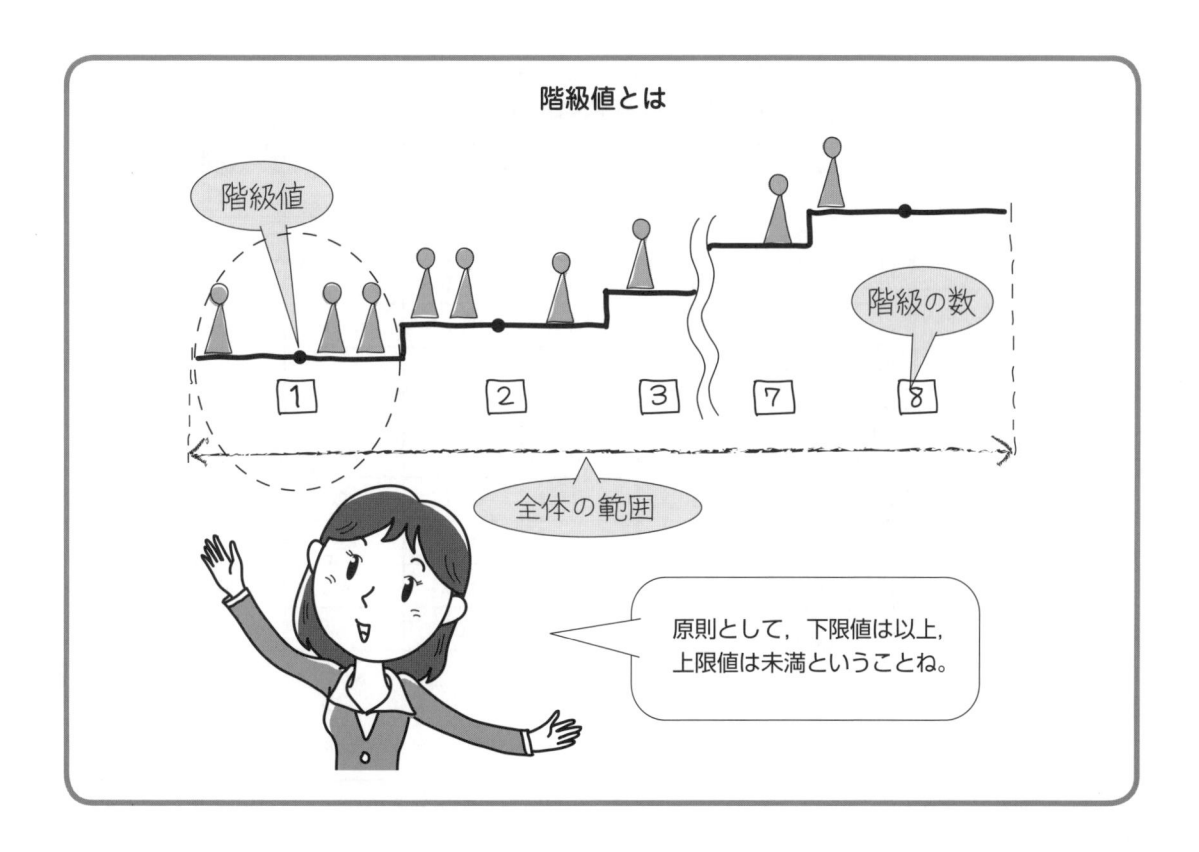

[図：階級値、階級の数、全体の範囲を示すイラスト。階級 1, 2, 3, …, 7, 8 と並んでいる。]

原則として，下限値は以上，上限値は未満ということね。

　階級が決まると，1つひとつのデータがどの階級に属するかをチェックし，階級毎の度数を数えていきます。階級の両端の値に一致するデータは，原則として「**下限値以上・上限値未満**」の規則に従って含まれる階級を決めます。

　質的変量の場合と同様，必要に応じて実際の度数だけでなく，相対度数や累積度数，累積相対度数も算出しておくとよいでしょう。量的変量の累積度数は，その階級の上限値より小さな値のデータの総個数を表します。

　一例として，表3-1の職員健診データのうち総コレステロール（TCHO）について度数分布表を作成してみましょう。表3-1から，TCHOの最小値は118 mg/dL，最大値は304 mg/dLとわかります。これらの値を含む全体の範囲として110～310 mg/dLとし，これを10階級に分けると，1つの階級の幅は20 mg/dLとなります。つまり，110～130，130～150，…，290～310 mg/dLの10個の階級が作成されます。各階級の上限値と下限値を足して2で割り，階級値を求めておきます。表3-1の50個のデータについて，それぞれの階級に含まれる度数を数えていきます。例えば110～130 mg/dLの階級には110 mg/dL以上，130 mg/dL未満のデータが含まれ，ちょうど130 mg/dLのデータがあれば1つ上の階級に含まれることに注意してください。各階級の度数を数え上げた後，相対度数，累積度数，累積相対度数を求めると，**表3-2**のような度数分布表が完成します。

表3-3　総コレステロール値の度数分布表

階級（mg/dL）	階級値（mg/dL）	度数（人）	相対度数	累積度数	累積相対度数
110 − 130	120	2	0.04	2	0.04
130 − 150	140	6	0.12	8	0.16
150 − 170	160	8	0.16	16	0.32
170 − 190	180	15	0.30	31	0.62
190 − 210	200	6	0.12	37	0.74
210 − 230	220	9	0.18	46	0.92
230 − 250	240	2	0.04	48	0.96
250 − 270	260	1	0.02	49	0.98
270 − 290	280	0	0.00	49	0.98
290 − 310	300	1	0.02	50	1.00
計		50	1.00		

2）度数分布図

　度数分布表によって，集団の様子がわかりやすくなりますが，さらに視覚的な表現で，直感的に理解できるようにするために，度数分布表から**度数分布図**を描きます。一般に度数分布図は棒グラフで表します。質的変量の場合は**図3-1**のように，その分類ごとの度数を棒グラフで表し，「その他」や「不明」があれば度数にかかわらず右端に並べます。

　量的変量の場合の度数分布図を**ヒストグラム**といいます。一般にヒストグラムでは棒の間隔を空けずに描きます。**図3-2**は表3-3の総コレステロール値の度数分布表をヒストグラムに表現したものです。ヒストグラムの囲む（図3-2の網かけ部分）全面積は，データの総度数を表現しています。

　集団の分布を度数分布図に表すことにより，分布の山が中央にあり，ほぼ左右対称に散らばっているとか，右（左）に偏っているとか，あるいは散らばりの程度が大きい（小さい）など，集団の分布の様子が直感的にわかりやすくなります。また，139ページの**図5-3**のように2峰性の分布といって分布の峰が2つ現れるような場合は，2つの性質の異なる集団が混ざっていることが考えられますから，必要があれば集団をさらにグループ分けすることを考えます。

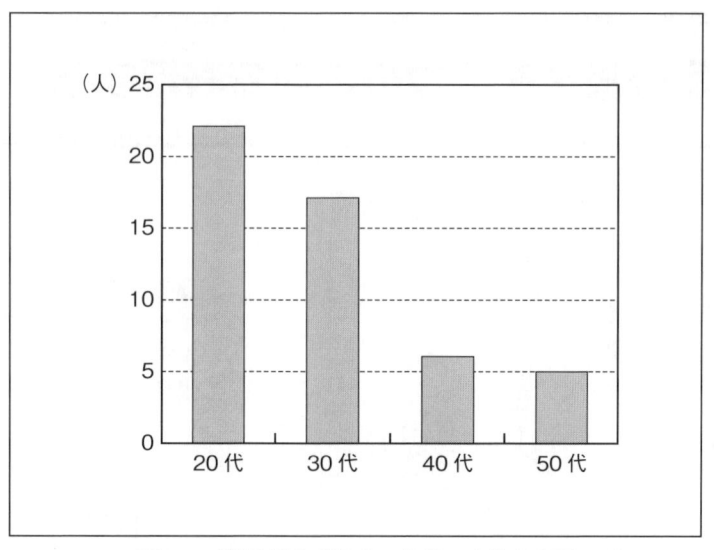

図3-1 職員健診受診者の年代の度数分布図

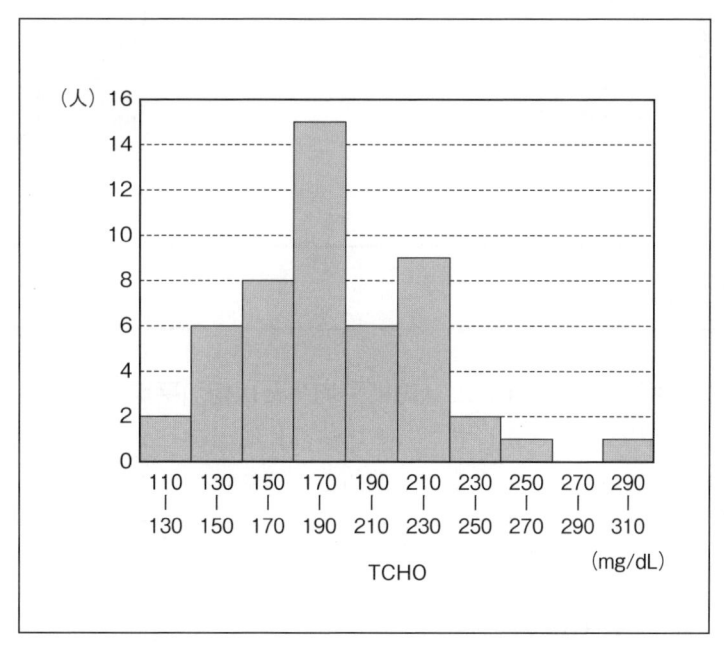

図3-2 総コレステロール値のヒストグラム

3 集団の様子を1つの数値で表現する

（左の吹き出し）ばらつきがあるデータ，例えば「20代女性の身長」や「50代男性の最高血圧」のような集団の性質を，端的に表現するにはどうすればいいのですか？

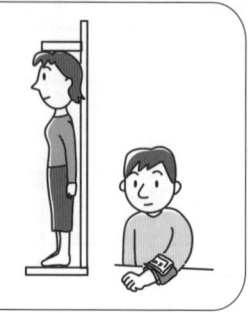

（右の吹き出し）集団の性質を1つの統計量で代表させます。その統計量を代表値といいます。ここでは主な代表値について説明していきます。

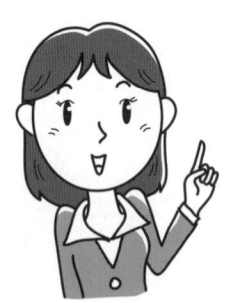

1）平均値 $\bar{x}$

　一般に**平均値（mean）**とは**算術平均**または**相加平均**と呼ばれる統計量を指し，$\bar{x}$（エックスバー）で表します。平均値は集団のデータの値をすべて足し合わせ，データの個数で割ることによって求めます。日常生活でも，テストの平均点や，「割り勘」の計算をしたりする場合になじみの深い計算法ですね。これを数式で表現すると，

$$\bar{x} = \frac{x_1 + x_2 + \cdots + x_n}{n}$$

$$= \frac{\sum_{i=1}^{n} x_i}{n}$$

$$= \frac{1}{n} \sum_{i=1}^{n} x_i$$

ここで，Σは「シグマ」と読み，$\sum_{i=1}^{n} x_i$ とは，「n 個のデータ $x_1 \sim x_n$ を足し合わせる」という意味を表しています．式の1行目と2行目を比べてみてください．

さて，平均値は大変重要な統計量なのですが，注意すべき点があります．例えばあるグループ7名の γ GTP の測定値が，

　　　20，32，101，18，26，31，24（IU/L）

であったとき，総和は252ですから，平均値は36 IU/Lと計算されます．しかしデータを注意深くみると，18〜32 IU/Lの6人に対して，ずば抜けて高値（101 IU/L）の1人がいるとわかります．このような場合では，36 IU/Lという平均値が正しく集団を代表しているのかどうか疑問です．つまり，平均値には，集団の中にかけ離れた値（**外れ値**）が含まれていると，それに引きずられてしまうという欠点があります．

このような欠点があるものの，平均値が重要視される理由として，
(1) すべてのデータが計算に関わっていること
(2) 平均値にデータの総個数をかけるとデータの総和になること
(3) 平均値は母集団の平均（**母平均**）の**よい推定量**であること（第4章で解説します）

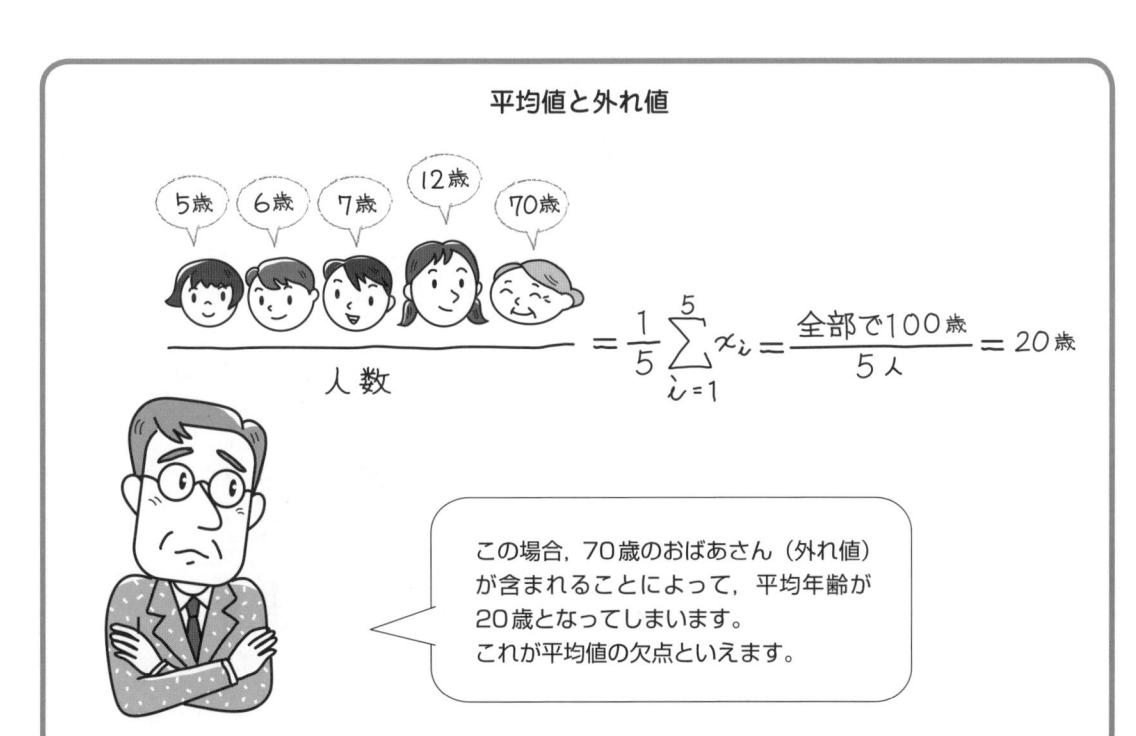

平均値と外れ値

$$\frac{}{\text{人数}} = \frac{1}{5} \sum_{i=1}^{5} x_i = \frac{\text{全部で100歳}}{5\text{人}} = 20\text{歳}$$

（5歳，6歳，7歳，12歳，70歳）

この場合，70歳のおばあさん（外れ値）が含まれることによって，平均年齢が20歳となってしまいます．
これが平均値の欠点といえます．

などがあげられます。

2) 中央値 Me

　データを大きさの順に並べて端から数えていき，中央に位置するデータの値が**中央値（median）**です。データの個数を n とすると，n が奇数の場合は $(n+1)/2$ 番目（ちょうど中央）の値であり，n が偶数の場合は $n/2$ 番目と $(n/2)+1$ 番目のデータの値を足して2で割った値が中央値となります。

　例えば，先ほどの例では，γ GTP の値を小さいもの順に並べ替えると，

　　　18, 20, 24, 26, 31, 32, 101（IU/L）

となり，人数は7人ですから $(n+1)/2$ 番目は $(7+1)/2=4$ なので，上から数えても下から数えてもちょうど4番目の値，26 IU/L が中央値となります。直感的にも平均値の場合よりこのグループの性質をよく表しているといえそうです。

　グループが8人で

　　　11, 18, 20, 24, 26, 31, 32, 101（IU/L）

の場合は，$8/2=4$ 番目と $8/2+1=5$ 番目の値，24 IU/L と 26 IU/L を足して2で

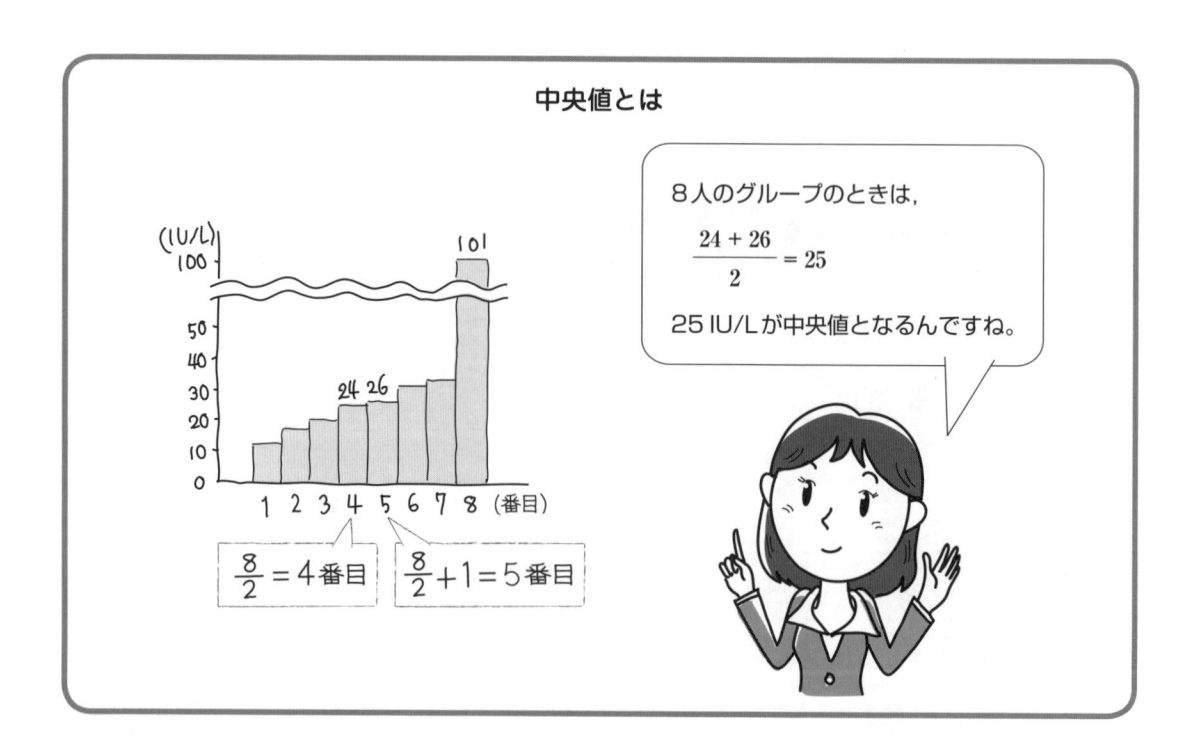

中央値とは

8人のグループのときは，

$$\frac{24+26}{2}=25$$

25 IU/L が中央値となるんですね。

$\dfrac{8}{2}=4$ 番目　　$\dfrac{8}{2}+1=5$ 番目

割った25 IU/Lが中央値となります。

これらの例のように，得られたデータにかけ離れた値（外れ値）が含まれるような場合，平均値ではその値に引きずられて偏った値になってしまいますが，中央値は分布の端のほうの極端な値には影響されないので，そのような場合には代表値として適しているといえます。

また，中央値の上下にちょうど半数（50％）ずつのデータが含まれることになるので，中央値のことを**50パーセンタイル**という呼び方をすることもあります。

3）最頻値 Mo

度数分布表で最も度数の多い階級の値を**最頻値（mode）**といいます。表3-3や図3-2の総コレステロール値の分布では，最も度数の多い階級の階級値，180 mg/dLが最頻値になります。

これら3つの代表値は，集団の分布が左右対称の場合には，ほぼ等しい値になります。しかし，**図3-3**のように峰が左に偏っている分布の場合は，

　　最頻値＜中央値＜平均値

という関係になります。また，峰が右に偏った分布の場合は逆の順序になります。

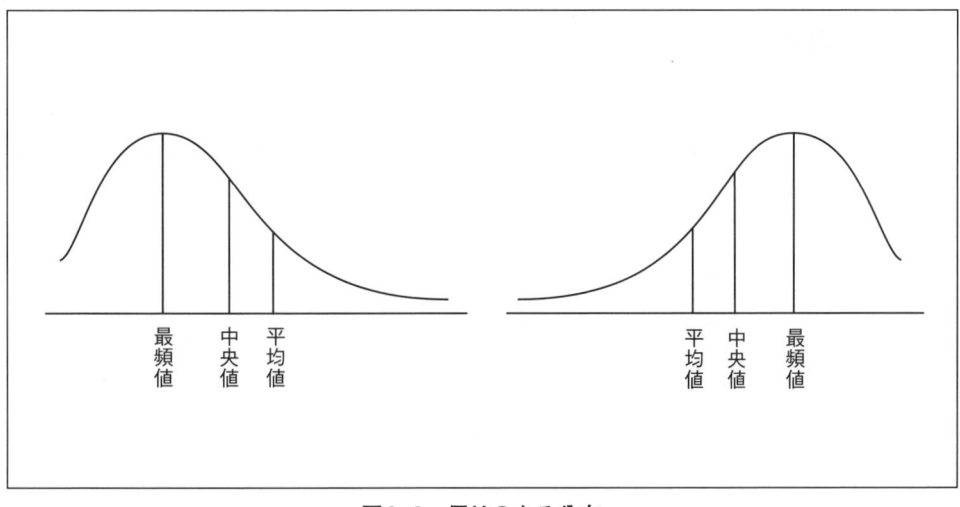

　　平均値＜中央値＜最頻値

図3-3　偏りのある分布

4 集団のばらつきの度合いを表現する

集団の性質を説明する統計量としては，代表値だけでは十分ではありません。図3-4のように，2つの集団のヒストグラムを比べてみたとき，平均値は同程度でも，分布の広がりの度合い，すなわちデータのばらつきの度合いに差があることがあります。集団の分布のばらつきの度合いを表現した統計量を**散布度**といいます。散布度にもいくつかの種類があり，それぞれの特徴があります。

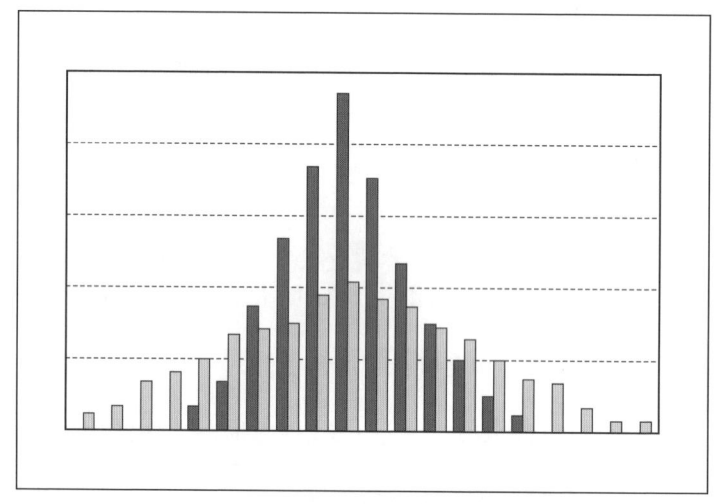

図3-4　広がり具合の異なる分布

1）範囲 R

範囲（Range）はその集団の最大値R_{max}と最小値R_{min}の差で求めることができます。

$$R = R_{max} - R_{min}$$

直感的に理解しやすいですし，計算も簡単なのですが，両端の値しか考慮されず，集団に外れ値が入っているとそれに影響されるので注意が必要です。また，分布が均等なのか，どちらかに偏っているのかなど，ばらつきの特徴まではわかりません。

範囲から読み取る

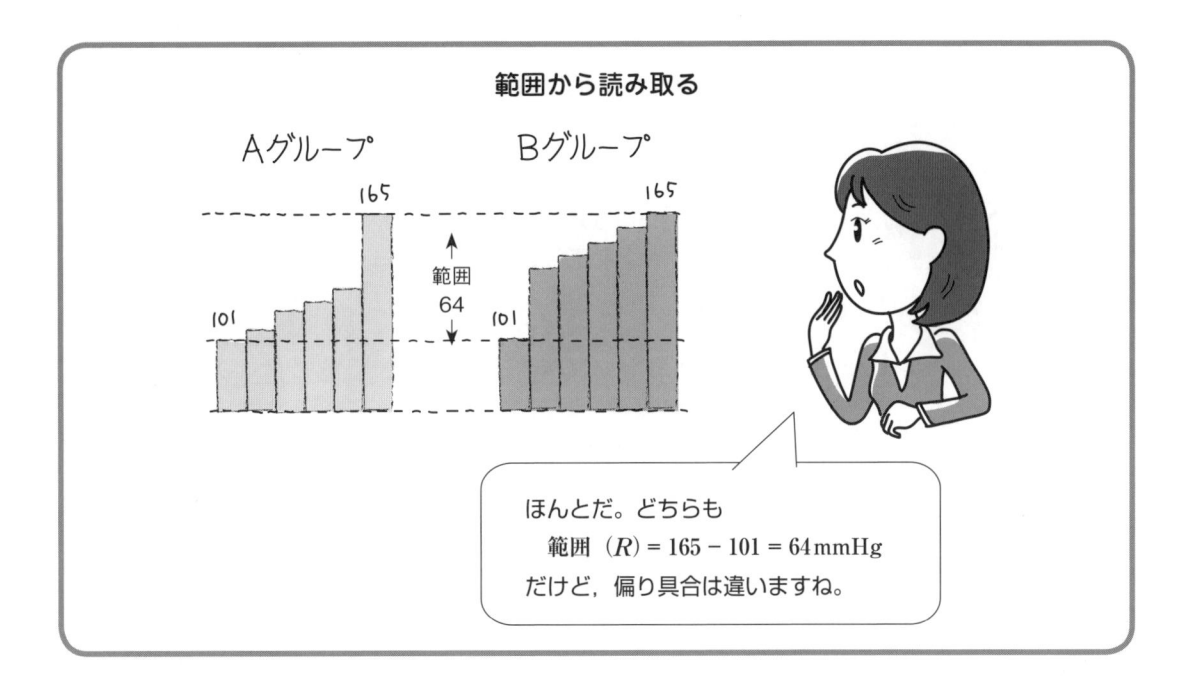

Aグループ　　Bグループ

> ほんとだ。どちらも
> 範囲（R）= 165 − 101 = 64mmHg
> だけど、偏り具合は違いますね。

例えばA，B 2つのグループの最高血圧が

　A　　101，108，115，119，122，165 mmHg
　B　　101，146，152，160，164，165 mmHg

とすると，範囲はどちらも64mmHgということになりますが，それぞれの分布の偏り具合は大きく異なっていることがわかります。

2）四分位偏差 Q

　中央値と同様に，データを大きさの順に並べて小さい方から全体の1/4番目の値を**第1四分位数**，3/4番目にあたる値を**第3四分位数**といい，それぞれ Q_1，Q_3 で表します。**第2四分位数**とは中央値にあたります。このとき Q_1 と Q_3 の差を**四分位範囲（quartile range）**といい，その1/2を**四分位偏差（quartile deviation）**といいます。

　四分位偏差は中央値と同様，分布の端の極端な値に左右されることがありません。その求め方からもわかるように，分布が非対称な場合などで代表値に中央値を用いる場合の散布度として併用されます。また，Q_1 より小さい値のデータが全体の25％，Q_3 より小さい値のデータが全体の75％含まれることから，それぞれ**25パーセンタイル**，**75パーセンタイル**と呼ぶこともあります。

四分位偏差とは

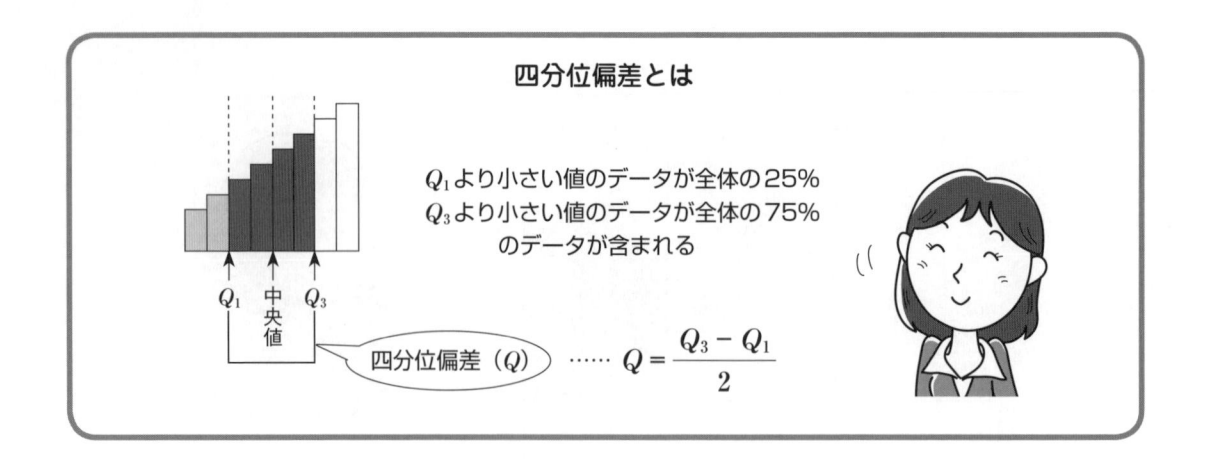

Q_1より小さい値のデータが全体の25%
Q_3より小さい値のデータが全体の75%
のデータが含まれる

四分位偏差(Q) …… $Q = \dfrac{Q_3 - Q_1}{2}$

Q_1　中央値　Q_3

---

3) 分散 V と 標準偏差 S

個々のデータのばらつきとは，そのデータの値x_iと平均値$\bar{x}$との差（$x_i - \bar{x}$）であると考えることができます。これを**偏差**と呼びます。

ばらつきの大きな集団では全体として偏差は大きいでしょうし，ばらつきの小さな集団では偏差は小さいことが予想されます。とすると，個々のデータの偏差

$$(x_1 - \bar{x}),\ (x_2 - \bar{x}),\ \cdots\ (x_n - \bar{x})$$

を足し合わせれば散布度の指標になりそうです。しかし実際には，この値を全データについて足し合わせても，図3-5のようにデータの値には平均値より大きいものも小さいものもありますから，正負が相殺されて総和は常に0になってしまい，ばらつきの度合いがわかる数字にはなりません。そこで平均値からの距離を正負によらずに評価する工夫が必要となります。−(マイナス)を打ち消した偏差の絶対値 $|x_i - \bar{x}|$ の平均を**平均偏差**（mean deviation）と呼びますが，絶対値の扱いが容易でないために現実に利用されることはあまりありません。

もう1つの方法として，負の数を2乗すれば結果が正の値になる性質を利用することを考えます。それぞれの偏差を2乗して偏差の正負を打ち消し，それを足し合わせます。これをデータの**偏差平方和**といいます。

$$(x_1 - \bar{x})^2 + (x_2 - \bar{x})^2 + \cdots + (x_n - \bar{x})^2 = \sum_{i=1}^{n}(x_i - \bar{x})^2$$

この値は確かに集団のデータのばらつきの度合いを表現していますが，正の値を足し合わせていきますから，ばらつきの小さな集団であってもデータの個数nが大きければどんどん大きな値になってしまいます。そこでこの値をデータの個数で割

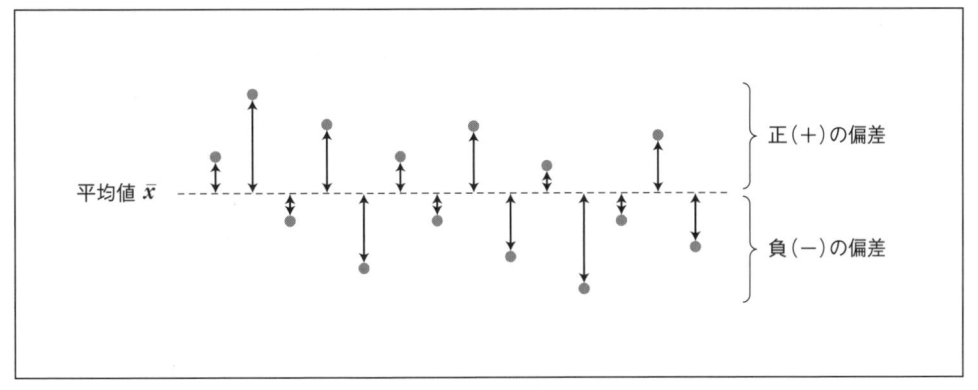

図3-5 個々のデータの値と平均値との偏差

ると，データの個数によらない指標が求められます。このようにデータの偏差平方和を平均した値を**分散（variance）**といいます。すなわち，

$$V = \frac{1}{n}\{(x_1-\bar{x})^2+(x_2-\bar{x})^2+\cdots+(x_n-\bar{x})^2\} = \frac{1}{n}\sum_{i=1}^{n}(x_i-\bar{x})^2$$

この式は次のように変形することができます。

$$V = \frac{1}{n}\sum_{i=1}^{n}x_i^2 - \bar{x}^2$$

この式の右辺の第1項は個々のデータを2乗してから足し合わせてデータ数で割ること，すなわちデータの2乗の平均値，第2項は平均値を2乗することを表しています。つまり分散とは，データの2乗の平均から平均値の2乗を引いたもの，ということができます。

分散は，すべてのデータの値を反映しており，散布度のよい指標です。しかし1つひとつの偏差を2乗して足し合わせていくため，もともとの偏差の値とはその大きさが相当異なったものになり直感的に理解しにくいのが欠点です。またその単位がもとの単位の2乗になってしまいます。身長（cm）の分散の単位がcm^2では，面積の単位のようですね。そこで散布度を偏差の絶対値程度の大きさで表し，かつ単位をもとのデータと同じにするために，分散の正の平方根をとることにします。これを**標準偏差（standard deviation）**といいます。

$$S = \sqrt{V} = \sqrt{\frac{1}{n}\sum_{i=1}^{n}(x_i-\bar{x})^2}$$

標準偏差は統計学で最も重要な散布度の指標で，DPCにも用いられています。

分散を求める

偏差 = データの値 − 平均値

偏差平方和：偏差の2乗をすべて足し合わせたもの

$$\sum_{i=1}^{n}(x_i-\bar{x})^2 = (x_1-\bar{x})^2+(x_2-\bar{x})^2+\cdots(x_n-\bar{x})^2$$

$$\frac{(x_1-\bar{x})^2+(x_2-\bar{x})^2+\cdots(x_n-\bar{x})^2}{n} = \text{(分散)}$$

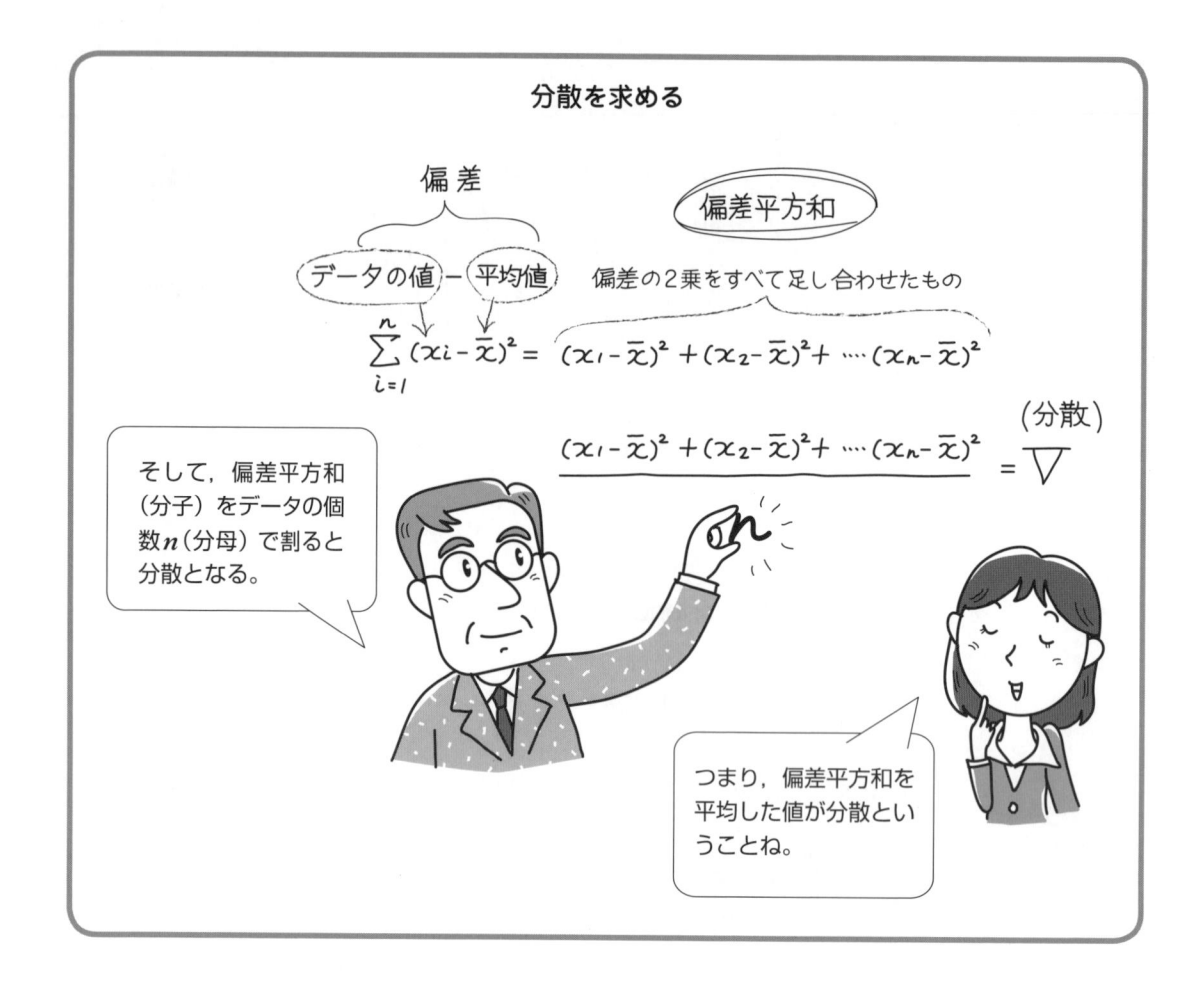

そして，偏差平方和（分子）をデータの個数 n（分母）で割ると分散となる。

つまり，偏差平方和を平均した値が分散ということね。

4）変動係数 CV

変動係数（coefficient of variation）は，標準偏差をその平均値で割った値です。変動係数は，平均値の大きさが大きく異なる変量や単位の異なる変量同士のばらつきの程度を比較するときに用いられます。例えば，急性心筋梗塞，冠動脈・大動脈バイパス移植術と胆嚢結石・腹腔鏡下胆嚢摘出術における医療費のばらつき具合を比較するというような場合です。一般的には，100をかけて％で表されます。変動係数には単位はありません。

$$CV = \frac{S}{\bar{x}}(\times 100)$$

5 度数分布表から統計量を概算する

データの個数が多くなると，1つひとつのデータの値から統計量を計算することは大変な作業量になります。しかしあらかじめ度数分布表を作成しておくと，表から近似的に平均値や分散（標準偏差）を求めることができます。表3-2のような度数分布表が得られているとき，**表3-4**のようにその右に列を2つ追加し，各階級について（階級値×度数），（階級値^2×度数）を計算して書き込んでいきます。そして最下行にそれぞれの列の合計を書き込みます。

表3-4　度数分布表による統計量の計算（表3-3より）

階級（mg/dL）	階級値（m_i）	度数（f_i）	$m_i \times f_i$	$m_i^2 \times f_i$
110 − 130	120	2	240	28,800
130 − 150	140	6	840	117,600
150 − 170	160	8	1,280	204,800
170 − 190	180	15	2,700	486,000
190 − 210	200	6	1,200	240,000
210 − 230	220	9	1,980	435,600
230 − 250	240	2	480	115,200
250 − 270	260	1	260	67,600
270 − 290	280	0	0	0
290 − 310	300	1	300	90,000
計		50	9,280	1,785,600

ここで，nはデータの個数，kは階級の数，m_iは各階級値，f_iは各階級の度数とします。

平均値　　$\bar{x} = \dfrac{1}{n} \sum_{i=1}^{k} (m_i \times f_i)$

分　散　　$V = \dfrac{1}{n} \sum_{i=1}^{k} (m_i^2 \times f_i) - \bar{x}^2$

式にすると難しそうですが，表3-3のように計の欄まで書き込むことができていれば，平均値は（階級値×度数）の計の欄の値をデータの個数で割るだけですし，分散は（階級値^2×度数）の計の欄の値をデータの個数で割ったものから平均値の

2乗を引き算すれば求められます。分散を求める式が，先に述べた「2乗の平均 − 平均の2乗」に相応していることがわかります。標準偏差は$\sqrt{\ }$（ルート）付きの電卓があれば分散の値から簡単に求められます。

表3-3の例では，

$$平均値 = 9280/50 = 185.6\,\mathrm{mg/dL}$$

$$分散 = (1785600/50) - (185.6)^2 = 1264.64\,(\mathrm{mg/dL})^2$$

$$標準偏差 = \sqrt{1264.64} = 35.56\,\mathrm{mg/dL}$$

と計算されます。

この手法では各階級に属する1つひとつのデータの値に代えて階級値を計算に用いるため，公式を使って計算した統計量とは必ずしも一致しません。しかし概算としては十分に役立ちます。試しに上の例について表3-1のデータから直接計算してみると，

$$平均値 = 185.5\,\mathrm{mg/dL}$$

$$分散 = 1237.2\,(\mathrm{mg/dL})^2$$

$$標準偏差 = 35.17\,\mathrm{mg/dL}$$

となり，若干の誤差が生じることがわかります。

最近ではパソコンと統計ソフトや表計算ソフトの普及によって，データを入力してしまえば簡単に各種の統計量が求められるようになったので，この方法の有用性は薄れつつあります。しかし手元に電卓しかない場合にはこの方法は簡便で役に立ちますから，覚えておくと便利です。

6 分布の形に注意する

　平均値や標準偏差などの各種の統計量はデータを公式に代入して計算することによって，何らかの値が得られます。

　例えば，図3-6は表3-1の職員健診のHDLコレステロール値のヒストグラムですが，表3-1からは平均値62.5mg/dL，標準偏差13.1mg/dLと計算されます。この例では，平均値や標準偏差がこの集団の分布の様子をよく表現していることが理解できます。標準偏差とは，データのばらつき（散布度）を表す尺度であり，データの度数分布をみると，平均値からほぼ左右対称な分布の形をした集団について意味のある統計量なのです。

　一方，図3-7はある病院の1カ月間の退院患者の在院日数のヒストグラムです。計算上は平均値（平均在院日数）20.2日，標準偏差20.0日です。この例では平均値や標準偏差がこの分布の特徴をうまく表現しているとはいえません。医療評価指標としては平均在院日数は多用されていますが，図3-7のように偏った分布では，むしろ代表値として最頻値（8日）や中央値（13日），散布度として四分位偏差（8.5日）を用いる方が統計学的には適切であるといえます。ちなみに，図3-7のように峰が左に偏り，右に裾を引くような形の分布を，右に外れ値が多いということから，右に歪んだ分布といいます。

　診療情報管理士として大事なことは，それぞれの統計量における本質的な意味や，その利用の限界や注意点を正しく理解しておかなければならないということです。さもないと無意味であったり，誤解を招く情報を提供してしまう恐れがありま

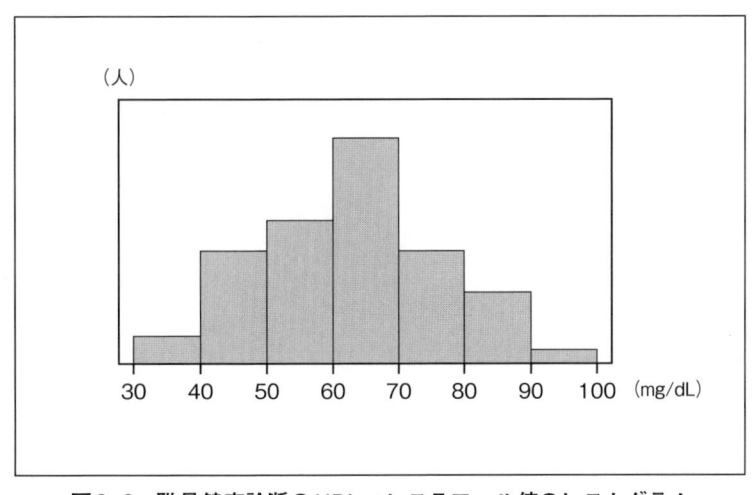

図3-6　職員健康診断のHDLコレステロール値のヒストグラム

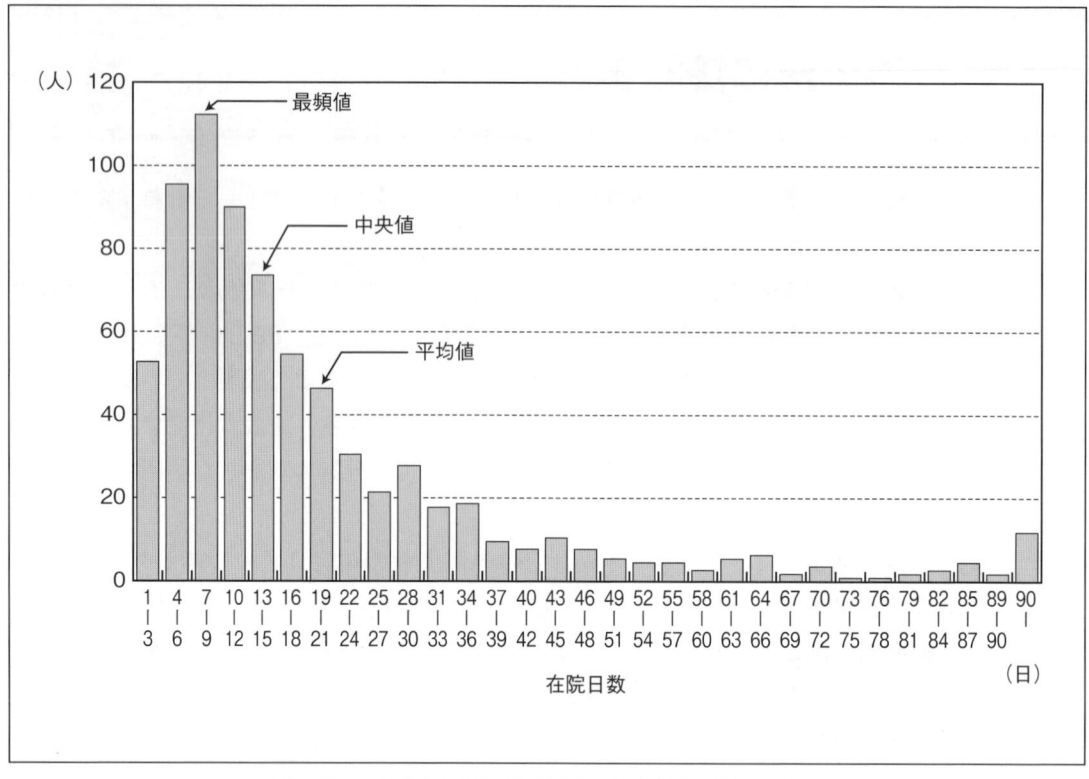

図3-7　ある病院の退院患者の在院日数のヒストグラム

す。特に統計ソフトや表計算ソフトを使い慣れると，データをよく吟味せずに安易に結果を求めてしまいがちなので注意が必要です。

3-2 組になったデータの関係を調べる

　これまでは集団の中の1つの変量に注目して，その分布の性質を表現する方法について説明してきました。現実には表3-1の例のように，2種類以上のデータが組になって得られたとき，それらのうちの2変量の関係を見たい場合がよくあります。2変量間の関係を要約する場合は，質的変量と質的変量，量的変量と量的変量，さらに質的変量と量的変量の3つの組み合わせが考えられます。2つの変量の間の関係を相関関係といいます。

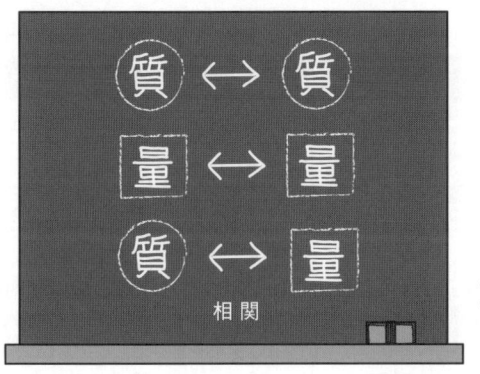

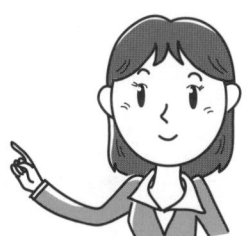

1 質的変量同士の関係をみる

質的変量同士の場合には，**表3-5**のような**クロス集計表（分割表）**を作成します。行と列それぞれに着目する2つの変量の分類を並べます。最も右の列と最も下の行が行，列の合計を示し，右下隅のマス目がデータの総数を表すことになります。1変量の度数分布表の場合と同様に，「その他」や「不明」があれば行の右方，列の下方におきます。表の枠組みができたら，1つひとつの変量の組が表中のどのマス目に属するかを数え上げていきます。例えば表3-1のNo.1の職員は50代の女性ですから，表3-5では女の行で50代の列のマス目にカウントします。

表3-5のような分割表では，行が女と男の2行，列は20代から50代までの4列に分かれているので（見出しの欄や合計欄は数えません），2×4分割表といいます。

また，1変量の度数分布表の場合のように，相対度数を計算することもあります。ただし2変量の場合は横比（行方向の相対度数），縦比（列方向の相対度数），および総度数に対する相対度数の3種の構成比があります。**表3-6**は表3-5から相対度数を計算したものです。横比は各マス目の度数を右端の行の合計で割り，縦比は最下行の列の合計で割ります。総度数に対する相対度数は各マス目の度数を総度数で割ったものです。

表3-5 職員健康診断受診者の性別と年齢階級のクロス集計表

度数（人）	20代	30代	40代	50代	計
女	19	10	3	3	35
男	3	7	3	2	15
計	22	17	6	5	50

表3-6 職員健康診断受診者の性別と年齢階級の相対度数（％）

相対度数（％）	20代	30代	40代	50代	計
女	54.3 86.4 38.0	28.6 58.8 20.0	8.6 50.0 6.0	8.6 60.0 6.0	100.0 70.0 70.0
男	20.0 13.6 6.0	46.7 41.2 14.0	20.0 50.0 6.0	13.3 40.0 4.0	100.0 30.0 30.0
計	44.0 100.0 44.0	34.0 100.0 34.0	12.0 100.0 12.0	10.0 100.0 10.0	100.0 100.0 100.0

横比（上段），縦比（中段），総度数に対する相対度数（下段）

クロス集計表の縦横の属性や各マス目の度数の全体に占める割合を図にしたものが**モザイク図**です。モザイク図は棒の高さと棒の幅を使って2次元の構成比を比較するためのグラフです。**図3-8**は表3-5をモザイク図に表現した例です。「女」と「男」の棒の幅が35：15という女性と男性の数の割合を表し，それぞれの年齢階層の構成比と，全体の年代の構成比（右端の棒）が表現されています。

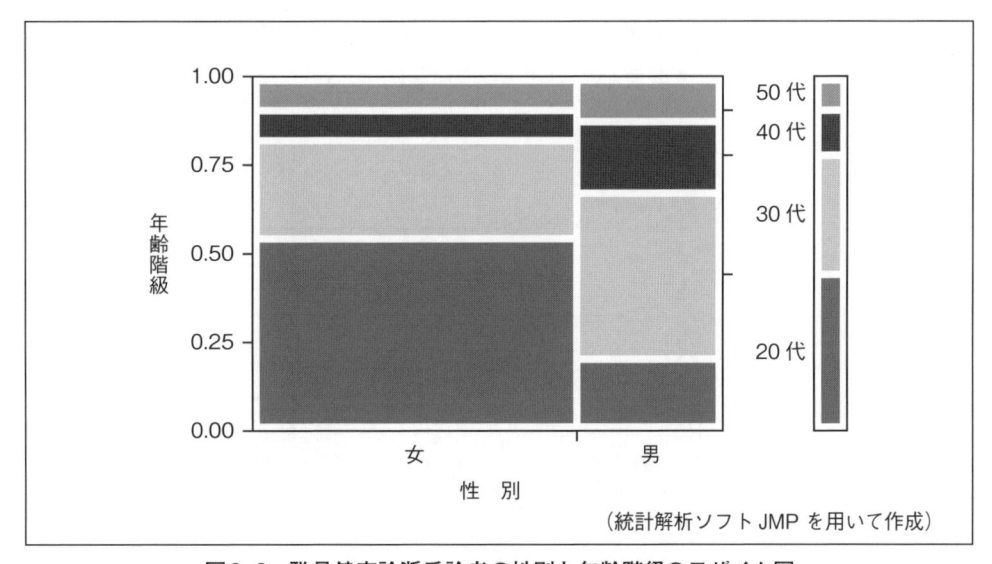

図3-8　職員健康診断受診者の性別と年齢階級のモザイク図

2 量的変量同士の関係をみる

量的変量同士の場合は，組になった2つの変量を x, y とし，データの値によって横軸に x, 縦軸に y の値をとり，それらの交わる点に1つひとつプロット（打点）して，図3-9のような**散布図**を描きます。図3-9は職員健康診断の結果のうち，総コレステロールの値とHDLコレステロールの値を散布図にしたものです。1つの点が1人のデータを表しています。

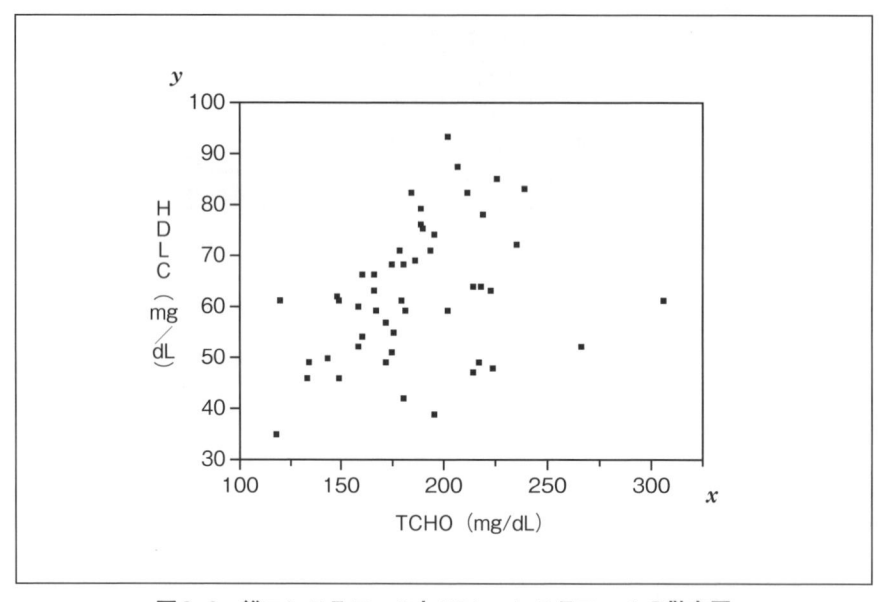

図3-9　総コレステロールとHDLコレステロールの散布図

3 質的変量と量的変量の関係をみる

　質的変量と量的変量の関係をみる場合は，質的変量による分類ごとに量的変量の分布を描きます。

　例えば，男女別にHDLコレステロール値を比較したい場合は，図3-10のように，箱ひげ図を描いて，分布の様子を比べてみるのも1つの方法です。

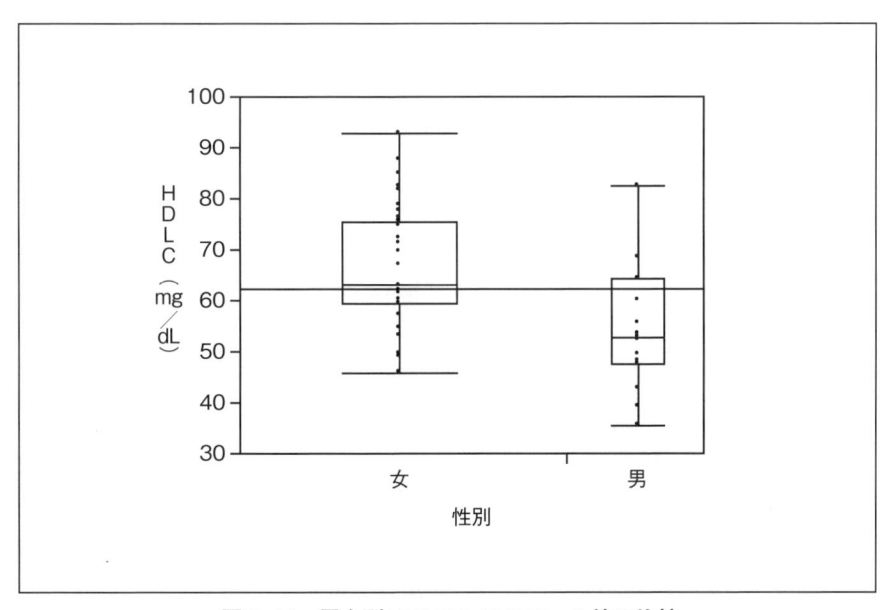

図3-10　男女別HDLコレステロール値の比較

4 量的変量同士の関係の強さを表現する

　2変量の一方の変量が増加するときにもう一方の変量も増える関係を**正の相関**，逆に一方の変量が増えるときにもう一方の変量が減る関係を**負の相関**といいます。また，両者にそのような関係がないときは**無相関**といいます。

　図3-11にいろいろな相関の様子を示します。散布図上では，正の相関なら右上がりの点の分布となり，負の相関なら右下がりの分布として表されます。無相関の場合はそのような一定の傾向なく点が散らばります。図3-11左の2つの散布図のように，点が直線の周りに集中するような場合を強い相関，中の2つの散布図のように点の散らばりが大きい場合を弱い相関と呼びます。無相関の場合は右上の散布図のように傾向が認められせん。また，右下のように曲線的な相関が認められる場合もあります。

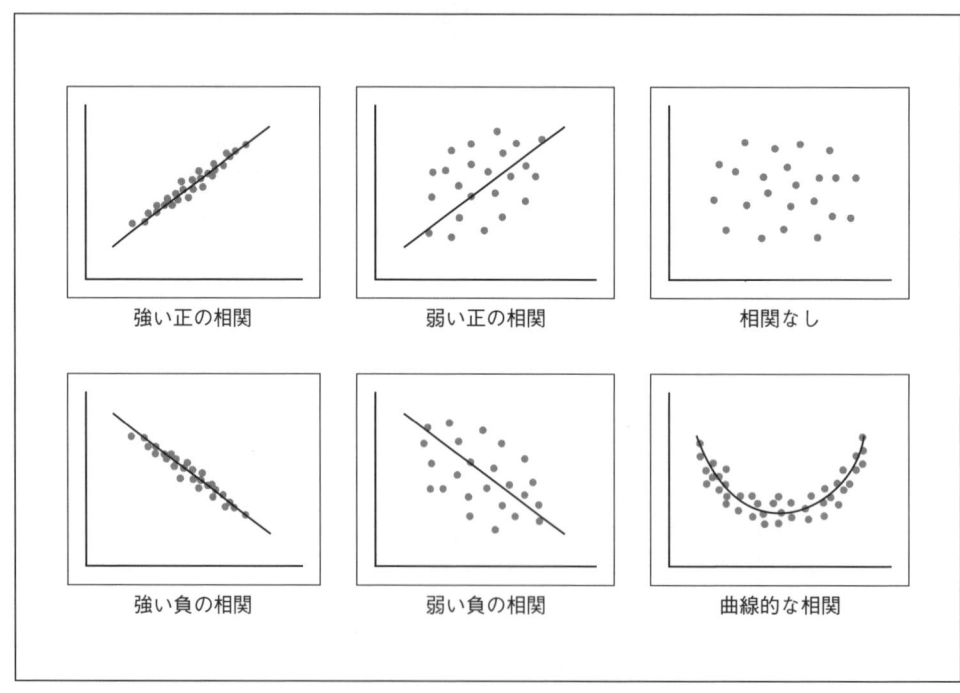

図3-11　いろいろな相関関係

5 相関の強さを数字で表現する

2つの量的変量の関係を表すものに**共分散**と**相関係数**があります。

1) 共分散 Cov_{xy}

共分散（covariance）とは，2つの変量 x と y について，x の平均からの偏差 $(x_i - \bar{x})$ と y の平均からの偏差 $(y_i - \bar{y})$ の積，すなわち偏差積の総和（**偏差積和**）の平均をいいます。

$$Cov_{xy} = \frac{1}{n}\{(x_1-\bar{x})(y_1-\bar{y}) + (x_2-\bar{x})(y_2-\bar{y}) + \cdots + (x_n-\bar{x})(y_n-\bar{y})\}$$

$$= \frac{1}{n}\sum_{i=1}^{n}(x_i-\bar{x})(y_i-\bar{y})$$

参考資料1について，総コレステロール値とHDLコレステロール値の共分散を求めてみましょう。総コレステロール値を x，HDLコレステロール値を y とすると，それぞれの平均値が185.5mg/dLと62.5mg/dLですから，

$$Cov_{xy} = \frac{1}{50}\{(222-185.5)\times(63-62.5) + (133-185.5)\times(46-62.5) + \cdots\}$$

$$= 156.1 (\mathrm{mg/dL})^2$$

2) 相関係数 r_{xy}

散布図において，データの並びが直線に近いほど相関が強いと表現します。相関の強さを示す指標として**相関係数（correlation coefficient）**があります。相関係数の定義はいくつかありますが，量的変量でよく使われるのは次のピアソンの積率相関係数です。x と y との共分散 Cov_{xy} が計算されていれば，それを x の標準偏差 S_x と y の標準偏差 S_y をかけ合わせたもので割ることで求められます。

$$r_{xy} = \frac{Cov_{xy}}{S_x \times S_y}$$

図3-9の例では，総コレステロール値の標準偏差は35.2mg/dL，HDLコレステロール値の標準偏差は13.1mg/dLなので，相関係数は，

$$r_{xy} = \frac{156.1}{35.2 \times 13.1} = 0.339$$

と計算されます。

相関係数は必ず $-1 \leq r_{xy} \leq +1$ の値をとります。正の値のときは正の相関，負の値のときは負の相関で，r_{xy}の絶対値が1に近いほど相関が強く，0に近いほど相関が弱いことを示しています。$r_{xy} = \pm 1$ のときは完全相関といい，散布図上では点が直線上に並びます。$r_{xy} = 0$ の場合が無相関ということになります。

ただし，この相関係数は2つのデータの間に直線的な関係がある場合に定義されるもので，そうでない場合には無意味であることに注意しなければなりません。また，相関係数は相関の強さを定量的に表現した値ではありません。例えば相関係数0.8 は 0.4 の2倍相関が強いとはいえません。

さらに，相関は2つのデータの因果関係を示しているとは限らないことにも注意が必要です。例えば夏のプールの入場者数とエアコンの売上高を毎年調べると，2つのデータにはおそらく相関が認められますが，これはその夏エアコンを買った人がプールによく行くとか，プールに行った人がエアコンが欲しくなるということではなく，それらのデータの背後に共通する要因，すなわちその夏が暑い夏だったか冷夏だったかということによる共通の結果だと解釈されます。

6 組になったデータの関係を式で表現する

組になった2つの量的変数 x, y を図3-9のように散布図に表現したときに直線関係が認められる場合，x, y の関係を最もよく表す直線を考え，これを**回帰直線**と呼びます（図3-12中の直線）。回帰直線は目分量で引くのではなく，**最小2乗法**という方法によって定義されますが，その詳細は本書の範囲を超えるので省略します。実際の手順としては，x, y それぞれの平均値 $\bar{x}$, $\bar{y}$ と，標準偏差 S_x, S_y および相関係数 r_{xy} が求められていれば，回帰直線は

$$Y = \bar{y} + r_{xy} \times \frac{S_y}{S_x}(X - \bar{x})$$

という式で計算できます。

回帰直線の方程式を $Y = a + bX$ と表現すると，この直線は傾きが b で x, y の平均の点 $(\bar{x}, \bar{y})$ を通る直線であり，定数 a と係数 b は以下の式で求められます。

$$b = r_{xy} \times \frac{S_y}{S_x} = \frac{Cov_{xy}}{V_x}$$

$$a = \bar{y} - b\bar{x}$$

実際に図3-9の例について計算してみると，

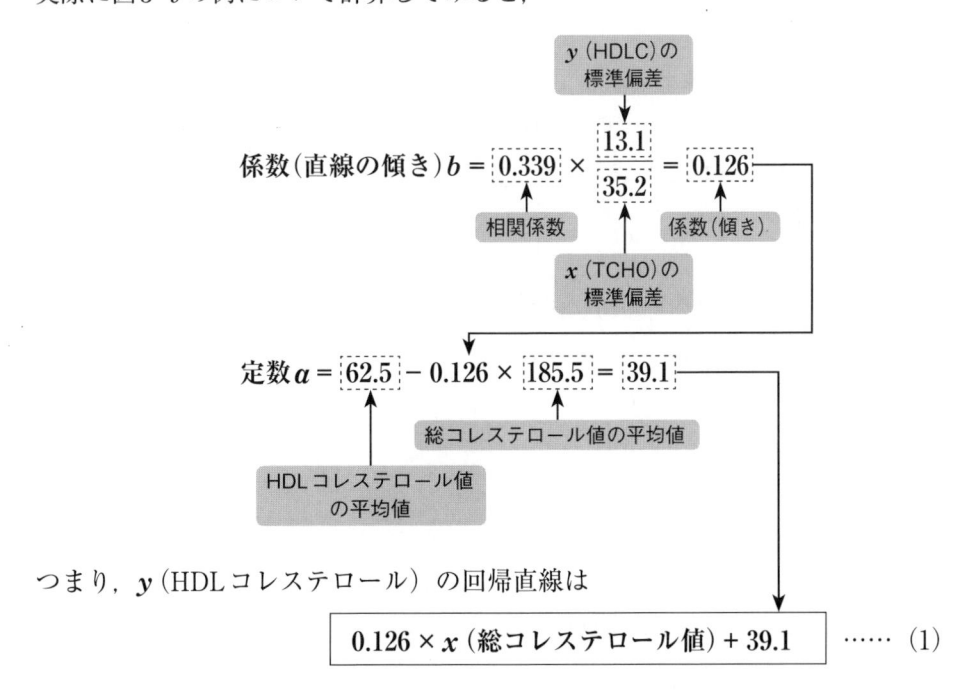

係数（直線の傾き）b = 0.339 × $\dfrac{13.1}{35.2}$ = 0.126

（0.339 = 相関係数，13.1 = y(HDLC)の標準偏差，35.2 = x(TCHO)の標準偏差，0.126 = 係数（傾き））

定数 a = 62.5 − 0.126 × 185.5 = 39.1

（62.5 = HDLコレステロール値の平均値，185.5 = 総コレステロール値の平均値）

つまり，y（HDLコレステロール）の回帰直線は

$$0.126 \times x\,(総コレステロール値) + 39.1 \quad \cdots\cdots (1)$$

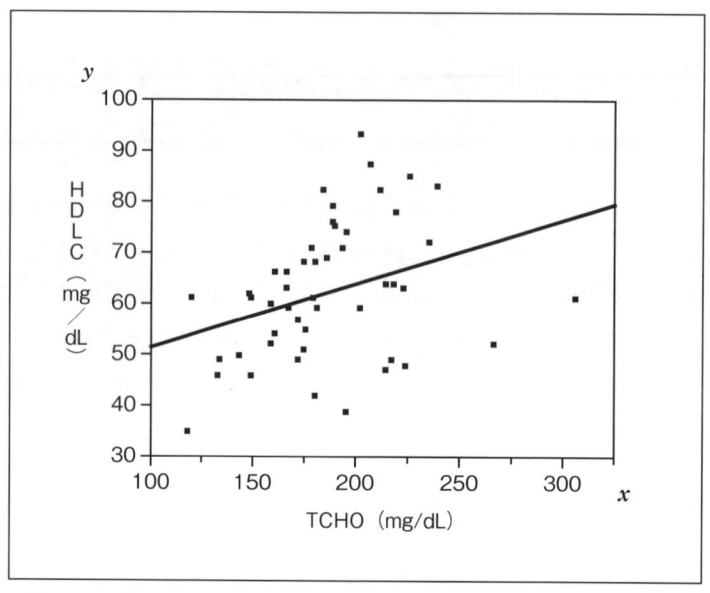

図3-12 総コレステロール値とHDLコレステロール値の回帰直線

　この直線を図3-9に書き加えるには，総コレステロール値として切りのいい2つの数値，例えば100と300を選び，(1)の式に代入してHDLコレステロール値を計算します。結果は51.7と76.9になりますから，TCHO，HDLCの値の組が（100，51.7）と（300，76.9）の点を散布図上にプロットし，その間を直線で結びます。結果は図3-12のようになります。

　別のデータでも試してみましょう。表3-1のうち，赤血球数とヘモグロビン値に着目してみます。読者の皆さんもぜひ自分で計算してみてください。赤血球数をx，ヘモグロビン値をyとします。これまで述べてきたような手順に従って，それぞれの平均値（$\bar{x}$, $\bar{y}$），標準偏差（S_x, S_y），共分散を求めます。
　赤血球数は，
　　$\bar{x}$ = 444.3（×$10^4/\mu$L）
　　S_x = 45.65（×$10^4/\mu$L）
　ヘモグロビン値は，
　　$\bar{y}$ = 13.5（g/dL）
　　S_y = 1.32（g/dL）
　共分散は，
　　Cov_{xy} = 51.17
　これらから相関係数を計算すると，
　　r_{xy} = 0.848

となり，これらの2変量の相関は先の例よりも高いことがわかります。

さらに，回帰直線の係数を計算すると，

$a = 2.548$
$b = 0.0246$

と計算されますから，回帰直線は，

ヘモグロビン値（g/dL）= 2.548 + 0.0246 × 赤血球数（$\times 10^4/\mu L$）

と表されます。

この2つの変量についての散布図を描き，そこに回帰直線を引くと**図3-13**のようになります。図3-12と比べてみてください。図3-13の方が点が直線の周りに集まり，散らばり具合が小さいことが見てとれます。つまり，それぞれの散布図からも，また相関係数の値からもわかるように，総コレステロールとHDLコレステロールの相関よりも，赤血球数とヘモグロビン値の相関の方が強いというわけです。

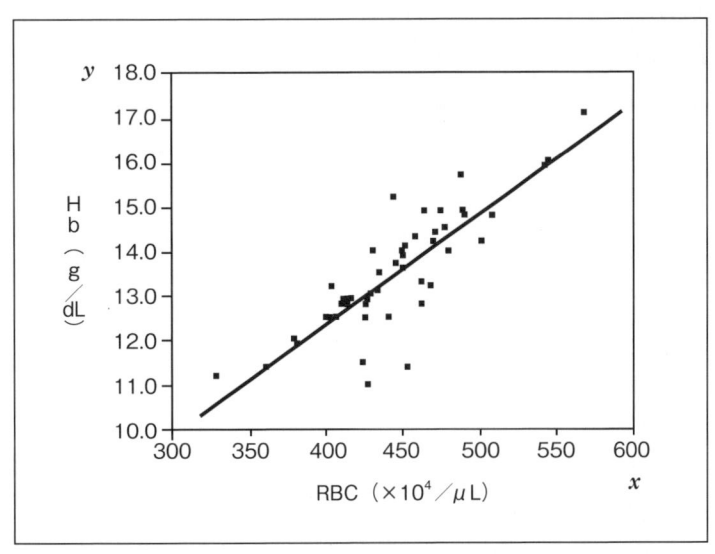

図3-13 赤血球数（RBC）とヘモグロビン値（Hb）の回帰直線

回帰直線を求める

(グラフ: 横軸 TCHO (x) 100〜300, 縦軸 HDLC (Y) 30〜70 の散布図と回帰直線)

回帰直線は
$y = 0.126x + 39.1$
ということですね。

組になった量的変量の関係を要約する場合は，まずそれぞれの変量の平均値と標準偏差を求め，さらに共分散を求めておけば，相関係数や回帰直線を簡単に求めることができます。

理解度チェック

- ☐ 変量の4つの尺度を説明できますか？（☞ p46〜48）

- ☐ 質的データと量的データの場合の度数分布表の作り方を説明できますか？（☞ p49〜52）

- ☐ 質的データと量的データの場合の度数分布図の描き方を説明できますか？（☞ p52）

- ☐ 3つの代表値（平均値，中央値，最頻値）の求め方とそれらの性質を説明できますか？（☞ p54〜57）

- ☐ 4つの散布度（範囲，四分位偏差，分散，標準偏差）の求め方とそれらの性質を説明できますか？（☞ p58〜61）

- ☐ 変動係数を説明できますか？（☞ p62）

- ☐ 度数分布表から平均値や分散を求める方法を説明できますか？（☞ p63〜64）

- ☐ 分布の形と代表値との関係を説明できますか？（☞ p57，p65）

- ☐ クロス集計表の作り方を説明できますか？（☞ p68）

- ☐ 散布図の描き方を説明できますか？（☞ p70）

- ☐ いろいろな相関関係を説明できますか？（☞ p72）

- ☐ 共分散の求め方を説明できますか？（☞ p73）

- ☐ 相関係数の求め方を説明できますか？（☞ p73〜74）

- ☐ 回帰直線の求め方と，回帰直線を散布図に書き込む手順を説明できますか？（☞ p75〜76）

第4章
一部のデータから全体を推理する

4-1　分　布：ばらつきの様子は？

1. 確率
2. 正規分布

4-2　推　定：その値の信頼性は？

1. 1つの値で推定する点推定
2. 幅をもって推定する区間推定

4-3　検　定：その違いは偶然か？

1. 帰無仮説と対立仮説
2. 2種類の誤り
3. 検定統計量と棄却域
4. 2つの平均の検定（t検定）
5. 2つの分散の比の検定（F検定）
6. 分割表の検定（χ^2検定）
7. コンピュータソフトの利用

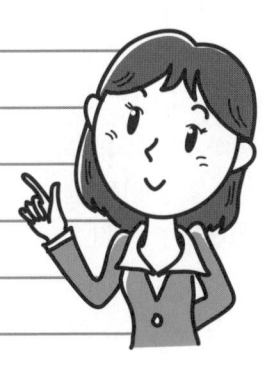

4-1 分　布：ばらつきの様子は？

　統計で扱う複数のデータにはばらつき（違い）があります。記述統計では，そのデータのばらつきを度数分布で表したり，代表値や散布度などで要約したりしました。推測統計では，得られたデータは知りたいデータ全体（**母集団**）から"でたらめ"（**無作為**）に選んだ一部のデータ（**標本**）であると考え，その一部のデータから求めた値（**統計量**）により未知の母集団全体を推理することを目的とします。

　5年に一度行われる国勢調査のように，「調査時において，本邦内に常住している者」をすべて調べる調査を，**全数調査**といいます。一方，患者調査のように「層化無作為により抽出した医療施設における患者」のように，患者全体から一部を取り出して調べる調査を**標本調査**といいます。

　例えば，カップ麺が正しく作られているかどうかを知るために，すべての製品を開けて中を調べたのでは出荷する製品がなくなってしまいますので，一部の製品を選んで調べます。

　このように，一部のデータを調べる標本調査は，多くの分野で行われています。母集団から抽出された一部の標本を使って，母集団全体についての正しい情報を得るためには，標本抽出を偏りなく行うことが重要です。その1つの方法に**無作為抽出法**があります。この方法は，母集団の要素がどれも等しく選ばれる可能性があって，結果としてある要素が選ばれた，という抽出方法であり，乱数などを用いて行う基本的な抽出法です。また，調査に影響しそうな要因，すなわち性別や病院の規模などについて均質なグループに分けることを**層化**といい，母集団を層化して，各層から無作為抽出する方法を**層化無作為抽出法**といいます。

　ある母集団から無作為に抽出された標本は，その母集団の特徴を持っていると考えられます。したがって，標本として得られたデータの特徴から，逆に母集団の特徴を推測することが可能となります。母集団の分布を**母集団分布**といい，その特徴を表す平均や分散を**母平均**や**母分散**などといいます。また，標本抽出を繰り返すたびに算出される平均や分散を**標本平均**や**標本分散**などといって，母集団の平均や分散と区別します。また，繰り返し抽出された標本から計算された標本平均や標本分散などの分布を**標本分布**といいます。母集団から正しく抽出された標本から，母集

団について推理することを，統計学では記述統計学に対して，**推測統計学**，もしくは**統計的推測**といいます。

　今までみてきた50人の健診データは，ある病院職員1,000人の集団から，健康診断の初日にくじ引きで選ばれた50人を対象に実施された血液検査の結果です。1日に1,000人全員を検査することができないので，不公平のないようにくじ引きで50人を選びました。この50人のデータから，まだわからない950人を含めた1,000人全体の様子を推理することも統計学の1つの役割です。ただし，1,000人の一部である50人のデータからの情報ですから，1,000人の集団について，100%の正しい推理は不可能です。少なからず，推理が誤っている可能性を否定できません。この誤っている可能性，または逆に信頼性を示して予測するのが推測統計学です。

　この章では，推測統計学にしたがって「推理」を「推測」もしくは「推定」ということにします。

　病院職員の性別，年齢，総コレステロール値，HDLコレステロール値などは，全員が同じ値ではなく，それぞれが異なった値です。推測統計学でもこのようにいろいろな値をとりうる特性を表すものを**変数**，または**変量**といいます。また，その変数の値の広がりを**分布**といいます。

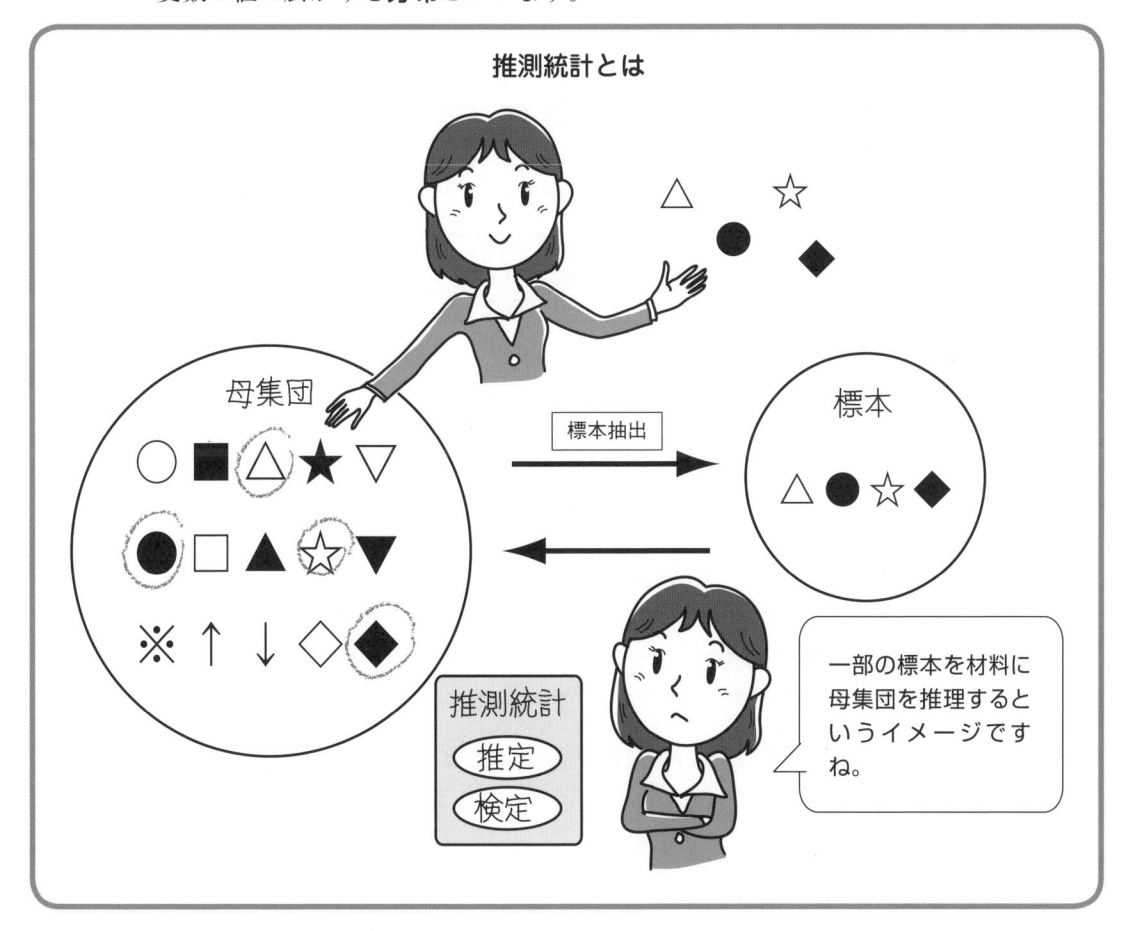

推測統計とは

母集団 → 標本抽出 → 標本

推測統計
- 推定
- 検定

一部の標本を材料に母集団を推理するというイメージですね。

1 確 率

　ある出来事が起こる可能性を**確率**といいます．例えば，50人の病院職員のHDLコレステロール値は，30〜40mg/dL未満までが2人，40〜50mg/dL未満までが8人います（**表4-1**）．そして，30〜40mg/dL未満までの2人の相対度数は，全体の50人に対する割合（比率）なので，$\frac{2人}{50人} = 0.04$として計算されます．この0.04という値は，「HDLコレステロール値が30mg/dLから40mg/dL未満まで」という出来事が起こる可能性，すなわち確率と考えられます．したがって，この50人が1,000人の病院職員（母集団）から偏りなく，無作為抽出された標本だとすると，一般化することが可能であり，「もし，100人ならば100人×0.04＝4人，さらに，1,000人ならば1,000人×0.04＝40人くらい，HDLコレステロール値が30mg/dL〜40mg/dL未満までの人がいる（出現する）だろう」，と考える，すなわち期待するのが推測統計学です．

表4-1　HDLコレステロール値の度数分布表

階級（mg/dL）	階級値（mg/dL）	度数（人）	相対度数（確率）	
30〜40*	35	2	0.04	
40〜50	45	8	0.16	
50〜60	55	10	0.20	
60〜70	65	16	0.32	⇒最も度数が多い
70〜80	75	8	0.16	
80〜90	85	5	0.10	
90〜100	95	1	0.02	
計		50	1.00	

＊「30〜40」は，「30以上で40未満」の意味

1）確率変数と確率分布

　表4-1から病院職員50人のHDLコレステロール値の度数分布をみると，60〜70mg/dL未満階級が16人と最も多く，それより値が小さい階級，もしくは大きい階級になるに従って，その人数は徐々に減っていく傾向があります．これを度数分布図（**図4-1**）にしてみると，より一層理解できます．

統計学では，データを「要約する」という役割に加えて，データからこのような傾向を見出し，それを「一般化，普遍化」することも重要な役割の1つです。

　そして，また別の50人を検査すると，各階級に入る人数は多少変わってきますが，経験上，同様の傾向だと考えられます。このように，HDLコレステロール値は65 mg/dLを中心として，それより低い値や高い値になるに従って，その人数が減っていく，すなわちそのような人が出現する確率（可能性）が低くなるという法則に従う変数，すなわち**確率変数**です。この確率変数の分布を**確率分布**といいます。後で詳しく述べますが，HDLコレステロール値のように峰が1つで左右対称の確率分布を**正規分布**といいます。

　また，サイコロを1回振ったときに出る目の可能性は，1，2，3，4，5，6の6通りで，それぞれの目の出る確率は1/6です。このような分布を離散型の**一様分布**といいます（**表4-2**，**図4-2**）。

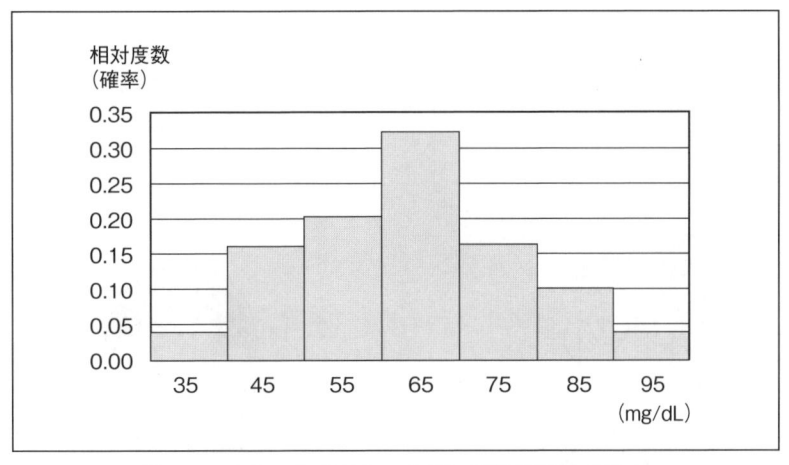

図4-1　HDLコレステロール値の度数分布図（50人）

表4-2　サイコロを1回振ったときに出る目の確率

サイコロの目の数	確率	
1	1/6 = 0.1667	
2	1/6 = 0.1667	
3	1/6 = 0.1667	
4	1/6 = 0.1667	
5	1/6 = 0.1667	
6	1/6 = 0.1667	
計	$\frac{6}{6} = 1.0$	0.1667 × 6 = 1.0002 ≒ 1

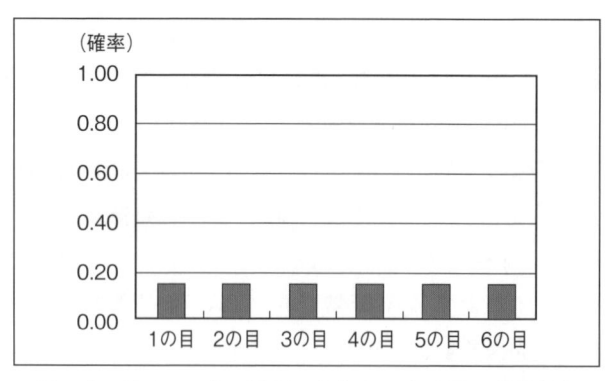

図4-2 サイコロを1回振ったときに出る目の確率分布

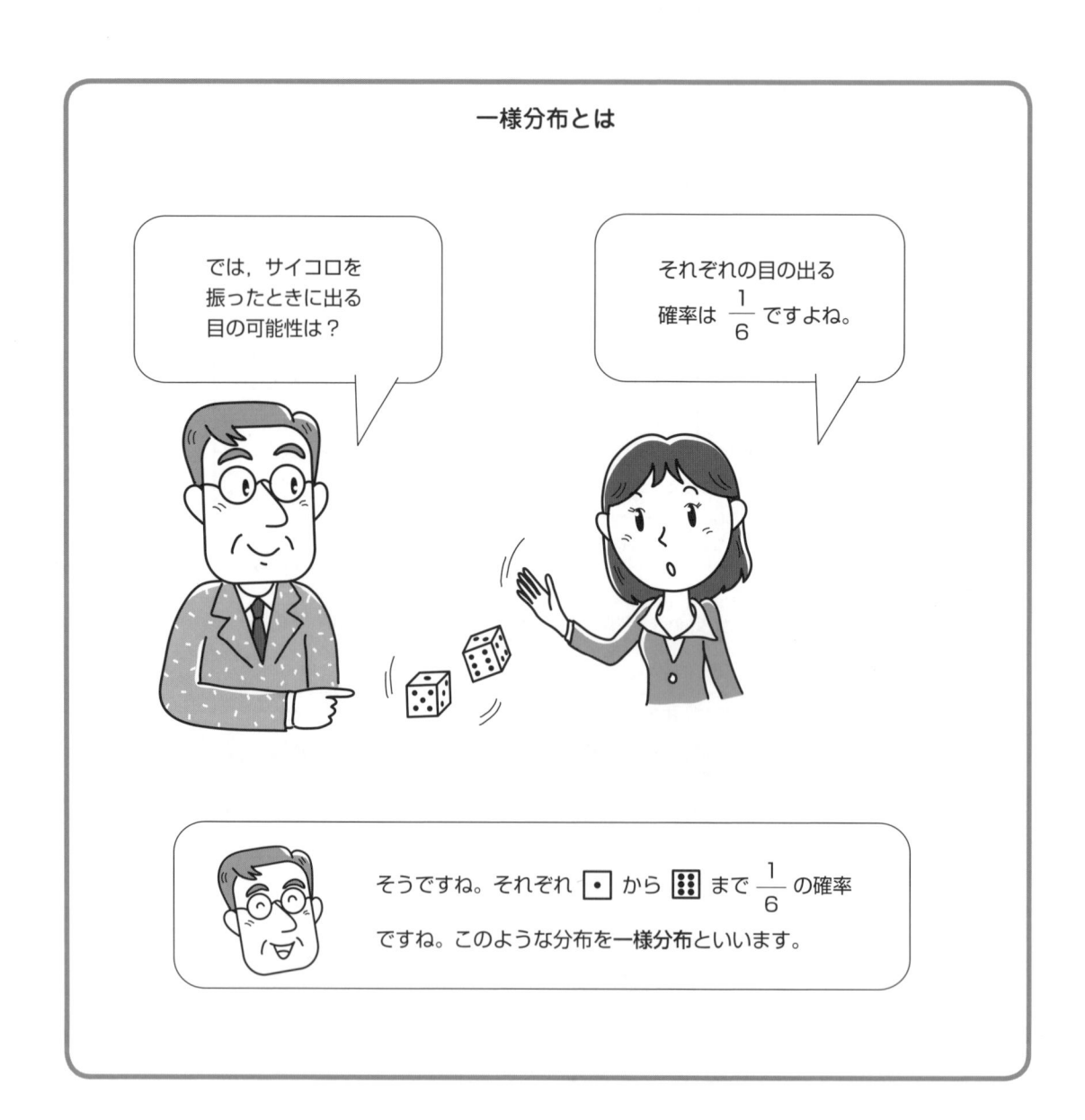

一様分布とは

では，サイコロを振ったときに出る目の可能性は？

それぞれの目の出る確率は $\frac{1}{6}$ ですよね。

そうですね。それぞれ ⚀ から ⚅ まで $\frac{1}{6}$ の確率ですね。このような分布を**一様分布**といいます。

この病院の職員健診の最終日には，全職員1,000人についての検査結果がわかりました。総コレステロール値とHDLコレステロール値のヒストグラム（度数分布図）を描くと，**図4-3**，**4-4**のようになります。総コレステロール値のヒストグラムについては，峰が中央より少し左に寄っていて，裾が右の方に少し長くなっています。このような分布を，**右に歪んだ分布**といいます。反対に，峰が中央より右に寄って，裾が左の方へ長くなっている分布を**左に歪んだ分布**といいます。一方，HDLコレステロール値のヒストグラムは，左右対称に近い分布をしています。そして，両者とも，中央に峰が1つある**単峰型**の分布です。分布によっては，一様分布のように峰がなかったり，峰が2つある**双峰型**や3つ以上ある**多峰型**もあります。峰が複数ある分布は，男と女，小児と成人など，性質の異なるデータが混じりあっている可能性があり，適当なグループ分けをすることで，単峰型の分布を見つけ出せることもあります。

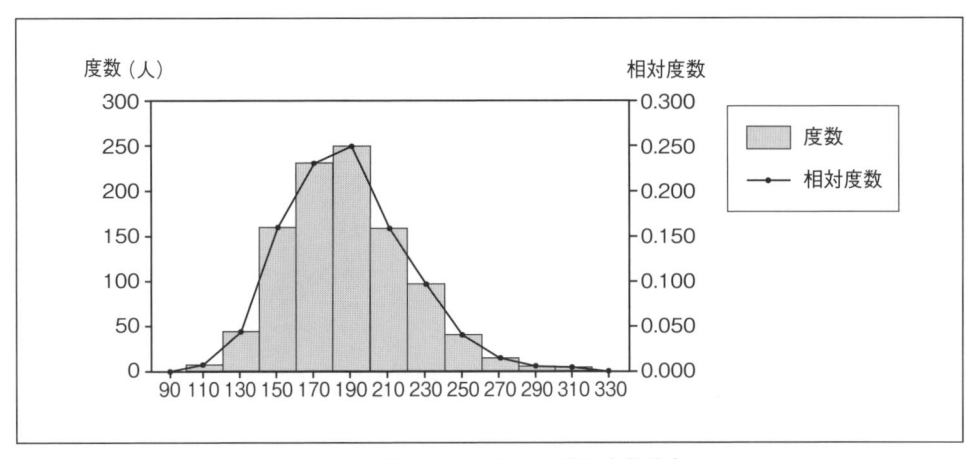

図4-3　総コレステロール値の度数分布
（データの個数＝1,000人，平均＝186.8mg/dL，標準偏差＝32.2mg/dL）

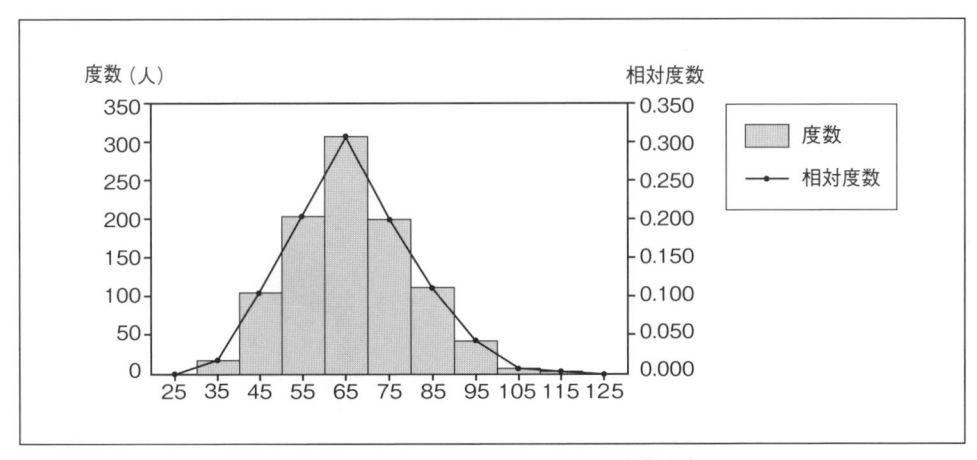

図4-4　HDLコレステロール値の度数分布
（データの個数＝1,000人，平均＝65.6mg/dL，標準偏差＝13.9mg/dL）

2）確率変数の期待値

　記述統計学では変数の代表値として，最頻値，中央値，平均値を定義しました。確率分布において，最頻値は出現する確率が最も高いという意味で確率分布を代表します。中央値は，確率分布を2分する値という意味でちょうど真ん中の値です。確率変数の平均値は次のように定義します。

確率変数の平均値＝（確率変数の値×確率）＋（確率変数の値×確率）＋…

　これは変数のとりうる値にその確率を乗じたものの総和で，**期待値**ともいいます。
　例えば，サイコロを振ったときに出る目の数は変数であり，この変数は1から6までの値をとります（**表4-3**）。また，一様分布に従う確率変数ですので，それぞれの変数に対応する確率は一様に1/6です。したがって，サイコロを1回振ったときに出る目は，1の目のような小さい場合や，6の目のような大きい場合もありますが，平均的に期待される値は，1から6までの目の数に，それぞれの目が出る可能性（確率）をかけたものの総和（すべての値を加えた計果を「計」，「合計」，「和」，「総和」などといいますが，すべて同じ意味です），すなわち

$$1 \times \frac{1}{6} + 2 \times \frac{1}{6} + 3 \times \frac{1}{6} + 4 \times \frac{1}{6} + 5 \times \frac{1}{6} + 6 \times \frac{1}{6} = \frac{1+2+3+4+5+6}{6} = \frac{21}{6} = 3.5$$

と定義します。

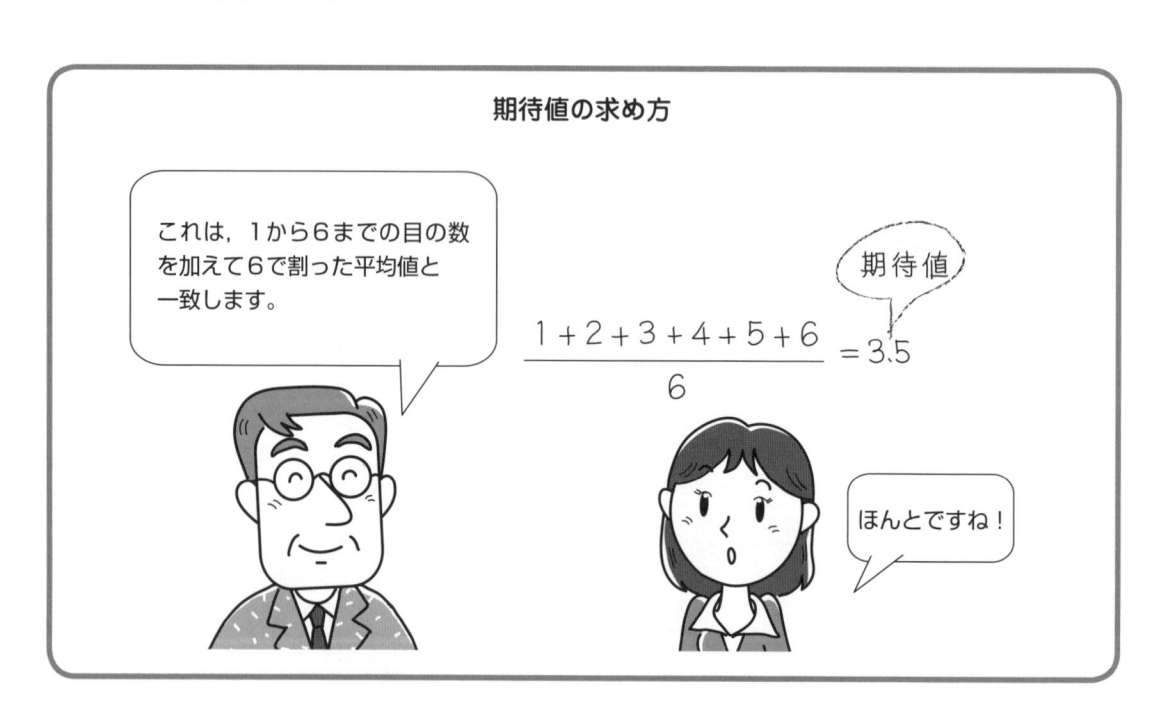

期待値の求め方

これは，1から6までの目の数を加えて6で割った平均値と一致します。

$$\frac{1+2+3+4+5+6}{6} = 3.5$$ 期待値

ほんとですね！

表4-3 サイコロを1回振ったときの期待値

確率変数（サイコロの目の数）	確 率	確率変数×確率
1	1/6	1×1/6＝1/6
2	1/6	2×1/6＝2/6
3	1/6	3×1/6＝3/6
4	1/6	4×1/6＝4/6
5	1/6	5×1/6＝5/6
6	1/6	6×1/6＝6/6
計	1.0	（1＋2＋3＋4＋5）/6＝21/6＝3.5⇒期待値（平均値）

　50人の総コレステロール値の例では，次のようになります（**表4-4**）。すなわち，110～130mg/dL未満の階級（この階級の代表値である階級値は，階級の中央値を用いて120mg/dL）にいる人は50人中2人で，その相対度数は

$$\frac{2人}{50人} = 0.04 \text{です}。$$

したがって，確率変数×確率は

$$120\,\text{mg/dL} \times 0.04 = 4.8\,\text{mg/dL} \text{ です}。$$

また，130～150mg/dLの階級にいる人は50人中6人で，その相対度数は

$$\frac{6人}{50人} = 0.12 \text{ですから}，$$

確率変数×確率は

$$140\,\text{mg/dL} \times 0.12 = 16.8\,\text{mg/dL} \text{ です}。$$

　以下，同様に計算し，すべての階級の確率変数×確率を加えたものがこの50人の期待値，すなわち平均値となり，その結果は185.6mg/dLとなります。これは，記述統計で度数分布表から平均値を計算した結果である185.6mg/dLと一致します（p63～64を参照）。

3）確率変数の分散

確率変数にはばらつきがありますので，その分散が計算できます。記述統計のときと同様に，次のように定義します。

確率変数の分散 ＝ 確率変数の2乗の期待値 － 確率変数の期待値の2乗

期待値の計算は表4-4の通りです。

表4-4　総コレステロール値の期待値

階級	階級値（確率変数）	度数	確率（相対度数）	確率変数×確率
110～130	120	2	0.04	4.80
130～150	140	6	0.12	16.80
150～170	160	8	0.16	25.60
170～190	180	15	0.30	54.00
190～210	200	6	0.12	24.00
210～230	220	9	0.18	39.60
230～250	240	2	0.04	9.60
250～270	260	1	0.02	5.20
270～290	280	0	0.00	0.00
290～310	300	1	0.02	6.00
計		50	1.00	185.60

⇒期待値（平均値）

分散の計算は次の通りです。

$(a-b)^2$ は $a^2 - 2ab + b^2$ という公式がありましたね。

$$\text{分散} = \frac{(x_1 - \bar{x})^2 + (x_2 - \bar{x})^2 + \cdots + (x_n - \bar{x})^2}{\text{データの個数}\, n}$$

$$= \frac{(x_1^2 - 2 \times x_1 \times \bar{x} + \bar{x}^2) + (x_2^2 - 2 \times x_2 \times \bar{x} + \bar{x}^2) + \cdots + (x_n^2 - 2 \times x_n \times \bar{x} + \bar{x}^2)}{n}$$

$$= \frac{(x_1^2 + x_2^2 + \cdots + x_n^2)}{n} - \frac{2 \times (x_1 + x_2 + \cdots + x_n) \times \bar{x}}{n} + \frac{n \times \bar{x}^2}{n}$$

x^2 の平均値 → $\overline{x^2}$　　　　　x の平均値 → $\bar{x}$

$$= \overline{x^2} - 2 \times \overline{x} \times \overline{x} + \overline{x}^2$$

$$= \overline{x^2} - 2 \times \overline{x}^2 + \overline{x}^2$$

$$= \overline{x^2} - \overline{x}^2$$

ここで，50人の総コレステロール値の場合は，次のようになります（表4-5）。

$$2乗の期待値 = 120^2 \times 0.04 + 140^2 \times 0.12 + \cdots + 300^2 \times 0.02$$

$$= 14,400 \times 0.04 + 19,600 \times 0.12 + \cdots\cdots + 90,000 \times 0.02$$

$$= 576 + 2,352 + \cdots + 1,800 = 35,712$$

$$期待値の2乗 = (120 \times 0.04 + 140 \times 0.12 + \cdots + 300 \times 0.02)^2$$

$$= 185.6^2 = 34,447.36$$

したがって，

$$分散 = 35,712 - 34,447.36 = 1,264.64$$

となります。

表4-5 総コレステロール値の分散の計算のために

階級	階級値 (確率変数)	度　数	確率 (相対度数)	確率変数×確率	確率変数^2	確率変数^2×確率
110～130	120	2	0.04	4.80	14,400	576
130～150	140	6	0.12	16.80	19,600	2,352
150～170	160	8	0.16	25.60	25,600	4,096
170～190	180	15	0.30	54.00	32,400	9,720
190～210	200	6	0.12	24.00	40,000	4,800
210～230	220	9	0.18	39.60	48,400	8,712
230～250	240	2	0.04	9.60	57,600	2,304
250～270	260	1	0.02	5.20	67,600	1,352
270～290	280	0	0.00	0.00	78,400	0
290～310	300	1	0.02	6.00	90,000	1,800
計		50	1.00	185.60		35,712
				↑期待値		↑2乗の期待値

確率変数の分散を計算する

標本の分散 = 35,712 − 34,447.36 = 1,264.64

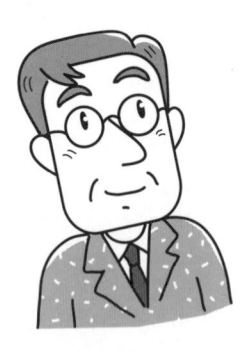

- 35,712: 確率変数の2乗の期待値
- 34,447.36: 確率変数の期待値の2乗

> 50人の総コレステロール値の分散が1,264.64ということを利用して母集団の分散を推定します。

分散と標準偏差の考え方

では，次に進む前に分散と標準偏差のイメージを明確につかんでおきましょう。
この図は，ある母集団から抽出した身長の偏差です。

偏差の図（p61）とよく似ていますね。

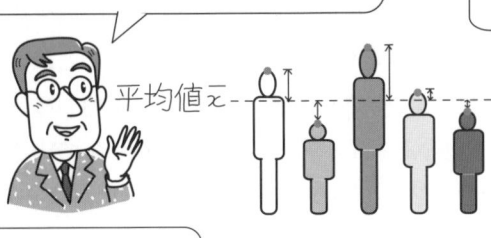

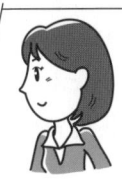

平均値 $\bar{x}$

各人の平均値までの差を偏差といいましたね。

偏差

平均値 $\bar{x}$

その偏差を2乗すると正方形になりますね。

偏差の数値を1辺とした2乗なので正方形。

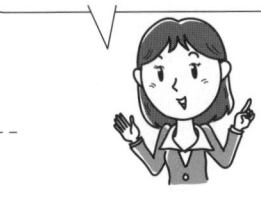

平均値 $\bar{x}$

この正方形を集めて総面積の平均を求めると…。

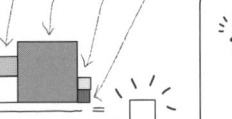

わかった！データの個数が5なので5で割った面積が分散ですね。

この面積を$\sqrt{\ }$すると平均の面積の1辺となります。この1辺は何かな？

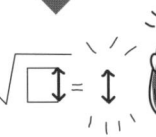

なるほど！ 平均値までの差の2乗の平均値が分散。分散を$\sqrt{\ }$した1辺の長さが標準偏差ということですね。

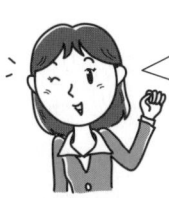

これでバッチリイメージがつかめました！

2 正規分布

　たくさんの人について，その身長や体重を測り，度数分布図を描いてみると，峰が1つで，ほぼ左右対称のグラフが描けることがわかっています。すなわち，普通の身長の人が多くいて，背が高くなるほど，または低くなるほど，そのような人数が少なくなる，という事実です。このような分布を理論的な確率分布として表したものが**正規分布**です。正規分布は，分布の中心の位置としての平均と分布の広がり（ばらつき）としての分散の2つの値がわかればその形状が決まりますので，正規，すなわちNormalの頭文字Nを使って，N（平均，分散）と表記します。ただし，平均と分散では測定単位が異なるので，同じ軸で表す場合は，分散の平方根である標準偏差を用います。正規分布における平均と分散のように，母集団分布の性質を決定する定数を母数（パラメータ）といいます。正規分布は，平均を中心とした左右対称の分布をしています（図4-5）。

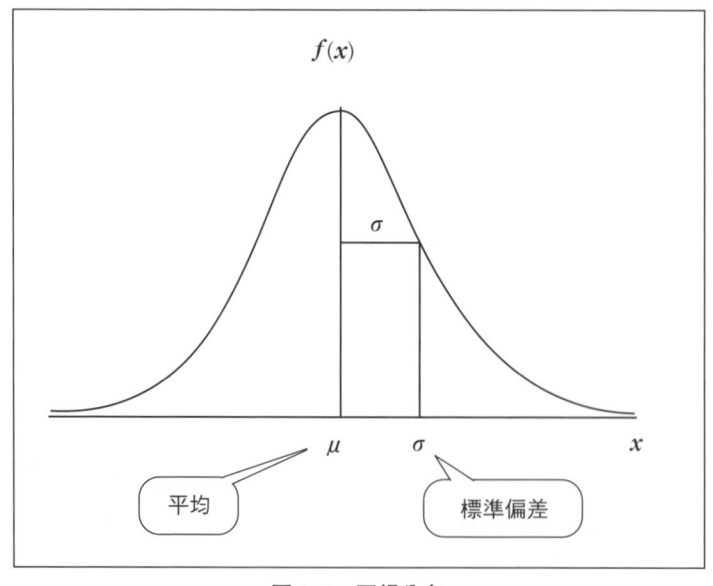

図4-5　正規分布

　正規分布は確率分布ですから，曲線の下の面積は1です（理論上の正規分布曲線は，左右どちらもx軸には接しません。理論的には，xが±無限大で曲線の下の面積が1となります）。この性質から，平均と分散の平方根，すなわち標準偏差を利用すれば，その面積，つまり確率がわかります。例えば，身長の平均が170cmで

分散が100cm²，すなわち標準偏差が10cmのとき，平均±標準偏差，つまり170 − 10 = 160cmから170 + 10 = 180cmまで身長の人の割合がわかります。正規分布では，平均から標準偏差の値だけ離れた部分の確率は0.341とわかっていますので，平均を中心に±標準偏差の範囲にデータ全体の約68.3％（もう少し詳しく計算すると，0.34134 × 2 = 0.68268）が存在していることがわかります。したがって，全体で100人いれば，160cmから180cmの間に，100人 × 0.683，すなわち約68人いるだろうということが期待されます。

また，±2×標準偏差の範囲には約95.5％〔(0.34143 + 0.13591) × 2 = 0.47725 × 2

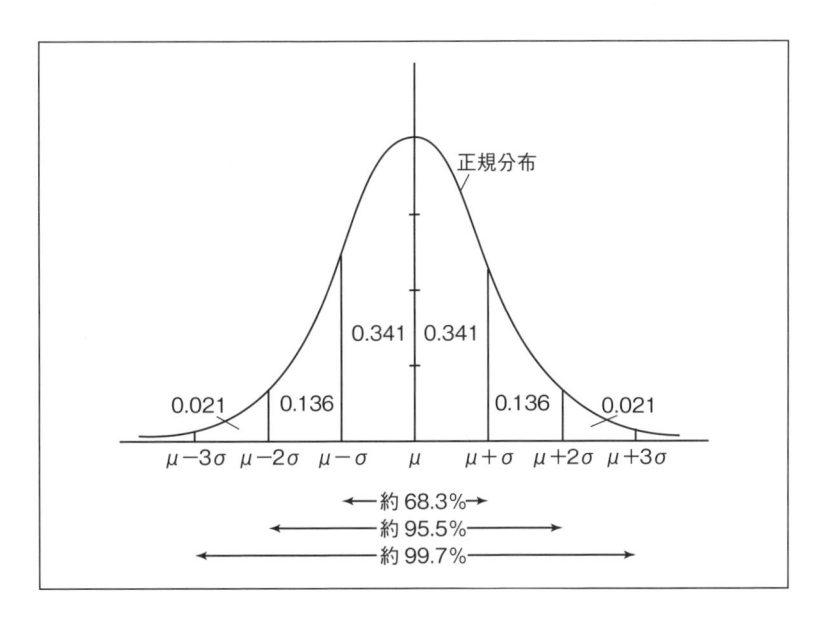

平均−1×標準偏差～平均＋1×標準偏差	全体の約68.3％のデータが含まれる範囲 0.34134 × 2 = 0.68268 →約68.3％	
平均−2×標準偏差～平均＋2×標準偏差	全体の約95.5％のデータが含まれる範囲 (0.34134 + 0.13591) × 2 = 0.47725 × 2 = 0.95450 →約95.5％	
平均−3×標準偏差～平均＋3×標準偏差	全体の約99.7％のデータが含まれる範囲 (0.34134 + 0.13591 + 0.02140) × 2 = 0.49865 × 2 = 0.9973 →約99.7％	

図4-6　正規分布の面積

= 0.95450］，±3×標準偏差の範囲には99.7％［(0.34134 + 0.13591 + 0.02140) × 2 = 0.49865 × 2 = 0.99730］の人が存在します（**図4-6**）。

このように，正規分布は非常に便利な分布ですが，HDLコレステロール値は平均 65.6 mg/dL，標準偏差 14.0 mg/dL であり，総コレステロール値は平均 185.5 mg/dL，標準偏差 35.5 mg/dL であるなど，当然変数によって平均や標準偏差が異なり，それに伴ってヒストグラムも異なり，このままでは厄介です（**図4-7**）。

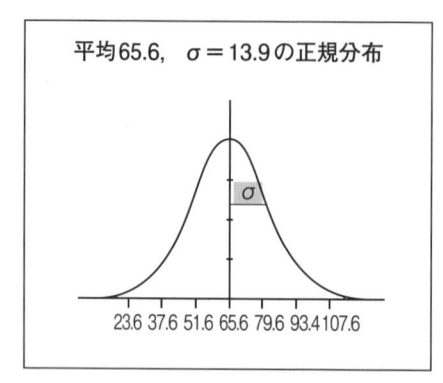

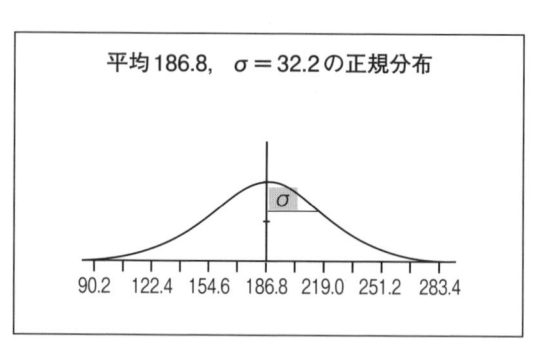

図4-7　平均と標準偏差が異なる正規分布

標準偏差の違いによるグラフの変化

標準偏差の違いによって正規分布のグラフの形状が変わってくることも覚えておきましょう。
曲線の下の面積は同じく1.0です。したがって，曲線の裾が左右に広がれば，高さは低くなります。

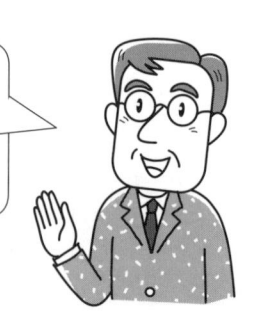

正規分布から読み取る

では，1,000人の病院職員のHDLコレステロール値の分布について「正規分布をしている」と仮定して考えてください。

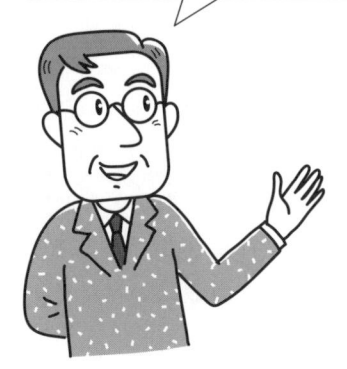

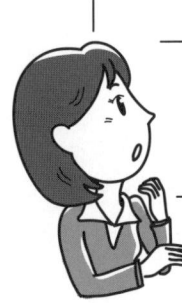

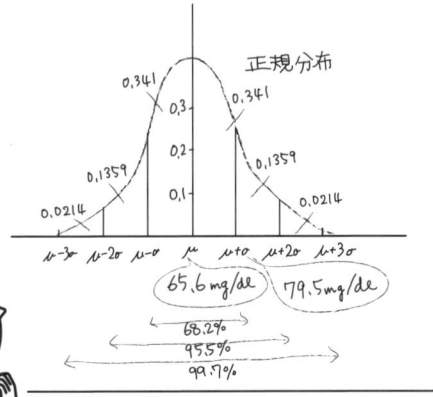

平均65.6mg/dL，標準偏差13.9mg/dLのHDLコレステロール値の分布

平均65.6mg/dL，標準偏差13.9mg/dLですから，65.6±13.9（mg/dL），すなわち51.6〜79.6（mg/dL）の範囲に，全職員1,000人中約68.3％，すなわち理論上，683人が含まれていることになります。

そうですね。実際には677人いました。

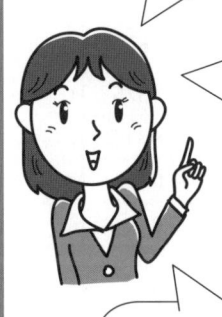

また，65.6±2×13.9（mg/dL），すなわち37.8〜93.3（mg/dL）の範囲に，全職員1,000人中95.5％，すなわち理論上，955人が含まれていることになります。

はい，実際には960人いました。

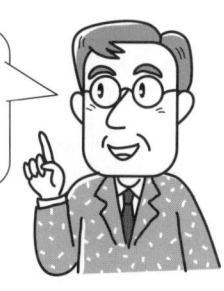

さらに，65.6±3×13.9（mg/dL），すなわち23.9〜107.3（mg/dL）の範囲に，全職員1,000人中99.7％，すなわち理論上，997人が含まれていることになります。

その通り！実際に997人いました。

HDLコレステロール値（平均±倍数×標準偏差）

65.6 − 1 × 13.9 〜 65.6 + 1 × 13.9 = 51.7〜79.5 ⇒ 68.3％（理論値は683人）⇒ 実際は，677人
65.6 − 2 × 13.9 〜 65.6 + 2 × 13.9 = 37.8〜93.4 ⇒ 95.5％（理論値は955人）⇒ 実際は，960人
65.6 − 3 × 13.9 〜 65.6 + 3 × 13.9 = 23.9〜107.3 ⇒ 99.7％（理論値は997人）⇒ 実際に，997人

そこで、同じスケールで相互に比較できるよう、次のようなデータの変換を試みます。
(1) 個々のデータから平均を引く。
(2) その値を、さらに標準偏差で割る。
式で書くと、次のようになります。

$$z = \frac{データ - 平均}{標準偏差}$$

このzを**標準化変数**といいます。

(1) は、すでに記述統計の分散を求めるときに計算した「平均からの偏差」です。したがって、その総和は必ず0となります。記述統計のp55の例で、あるグループ7人のγGTPの測定値を例にとると（p56のように小さい順に並べ替えました）、**表4-6**のようになります。

表4-6 標準化変数zの求め方

	γGTP	❹ 偏差	❻ 偏差^2	❾ z	⓫ zの偏差	⓭ zの偏差^2
	18	-18.0	324.00	-0.67	-0.67	0.4456
	20	-16.0	256.00	-0.59	-0.59	0.3521
	24	-12.0	144.00	-0.45	-0.45	0.1980
	26	-10.0	100.00	-0.37	-0.37	0.1375
	31	-5.0	25.00	-0.19	-0.19	0.0344
	32	-4.0	16.00	-0.15	-0.15	0.0220
	101	65.0	4225.00	2.41	2.41	5.8104
データの個数	❶ 7	7	7	7	7	7
総和	❷ 252	❺ 0.0	5090.00	❿ 0.00	0.00	7.00
総和÷データの個数	36.0		❼ 727.14	⓬ 0.00		⓮ 1.00

($\sqrt{727.14} = 27.0$)

❸ 平均
❼ 分散
❽ 標準偏差

❶ データ（γGTP）の個数は，7個です。

❷ 総和は，252 IU/Lです。

❸ データの総和をデータの個数で割ると平均が求められます（36.0 IU/L）。

❹ 個々のデータから平均を引いて偏差を求めます（18 − 36 = − 18.0，20 − 36 = − 16.0…，101 − 36 = 65.0）。

❺ 偏差の総和 − 18.0 + (− 16.0) + … + 65.0 は，必ず0となります。

❻ 偏差の2乗を計算します（− 18.0^2 = 324.00，− 16.0^2 = 256.00，…，65.0^2 = 4225.00）。

❼ 偏差2乗の総和（5090.00 $(IU/L)^2$）をデータの個数で割ったもの（すなわち，偏差2乗和の平均）が，分散です（727.4 $(IU/L)^2$）。

❽ 分散の平方根が，標準偏差です（$\sqrt{727.14}$ = 27.0 IU/L）。

❾ 偏差（− 18.0，− 16.0，…，65.0）を標準偏差（27.0 IU/L）で割ったzの値（− 18.0 ÷ 27.0 = − 0.67，− 16.0 ÷ 27.0 = − 0.59，…，65.0 ÷ 27.0 = 2.41）を求めます。

ここで，このzを新しい変数（データ）として，平均と分散を求めてみます。

❿ zの総和 − 0.67 + (− 0.59) + … + 2.41 は，0です。

⓫ したがって，zの平均は0です。

⓬ ゆえに，zの平均からの偏差はzと同じ値です。

⓭ zの偏差2乗和は，データの個数と同じ値になります。

⓮ したがって，zの分散は1，すなわち標準偏差も1です。

以上のように，どのようなデータでも，平均からの偏差を標準偏差で割った標準化変数を用いると，平均0，分散1となります．したがって，元のデータが正規分布に従う場合，zは平均0，分散1の正規分布となります．

この平均0，分散1の正規分布を**標準正規分布** $N(0, 1)$ といいます（**図4-8**）．

記述統計では，度数分布表で累積相対度数を求めました．これは，階級の小さい方から各階級の相対度数を加えたものでした（**表4-7**）．

これをみると，累積相対度数が0.72，すなわち72％の人が，HDLコレステロール値が70mg/dL未満だということがわかります．これは，確率分布で累積確率に

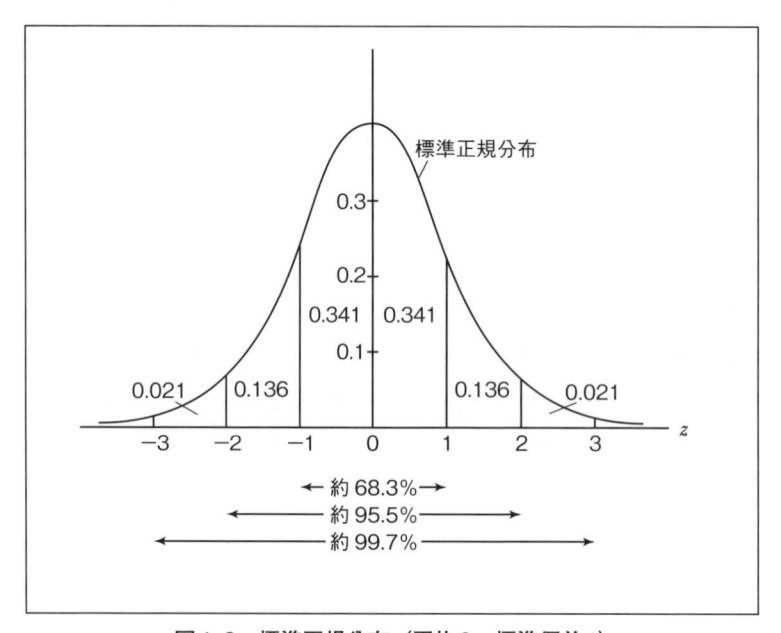

図4-8 標準正規分布（平均0，標準偏差1）

表4-7 HDLコレステロールの度数分布表（累積相対度数）

階級値	階級値	度数（人）	相対度数	累積度数	累積相対度数
30〜40	35	2	0.04	2	0.04
40〜50	45	8	0.16	10	0.20
50〜60	55	10	0.20	20	0.40
60〜70	65	16	0.32	36	0.72
70〜80	75	8	0.16	44	0.88
80〜90	85	5	0.10	49	0.98
90〜100	95	1	0.02	50	1.00
計		50	1.00		

対応します（図4-9）。

一方，正規分布は左右対称の分布なので，標準正規分布表（**表**4-8）では，片側の半分だけを示しています（図4-10）。

例えば，標準正規分布表（表4-8）において，

① 右上の分布図で，網かけ部分の面積を0.3413としたとき，

② その値（0.3413）を表から探して，

③ zは1.00です。

すなわち，zが1のときの斜線の面積は0.3413であり，zが－1から＋1までの範囲のとき，その面積は0.3413の2倍である0.6826（68.26％）となります。

また，標準正規分布表で0を中心に左右で95％の面積のときのzの値を求めたい場合は，

❶ まず，95％を半分にして，

$0.95 \div 2 = 0.475$

❷ 標準正規分布表で，0.475のときのzの値は，表側（表の左側）を見て

$z = 1.9$，

❸ 次に表頭（表の一番上の行）を見て

$z = 0.06$

したがって，

$z = 1.9 + 0.06 = 1.96$です。

すなわち，図4-8から，zが－2から2の間の面積（確率）は約95.5％でしたが，zが－1.96から1.96の間の面積（確率）はちょうど95％であることがわかります。

その点（値）より上側の確率が$100 \times \alpha$％となる点を**パーセント点**といい，z_αと表すことにします（図4-11）。例えば，αが0.05，すなわちzの5％とは，標準正規分布表でzが1.64のときが0.4495，つまり$0.5 - 0.4495 = 0.0505$で約5％ですから，$z_{0.05} = 1.64$です。

このように正規分布を仮定できるデータは，標準正規分布表を利用して集団全体における割合（確率）が推定できます。

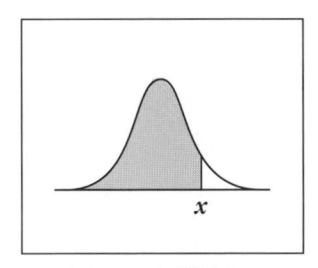

図4-9　累積確率 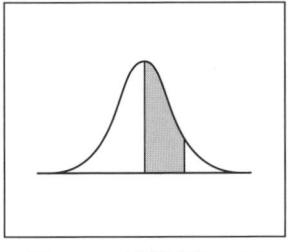　　図4-10　累積確率－0.5 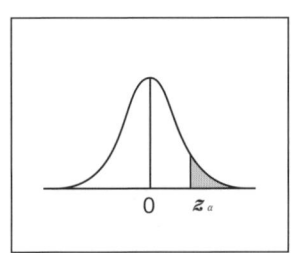　　図4-11　$100 \times \alpha$％点

第4章　一部のデータから全体を推理する

表 4-8　標準正規分布表

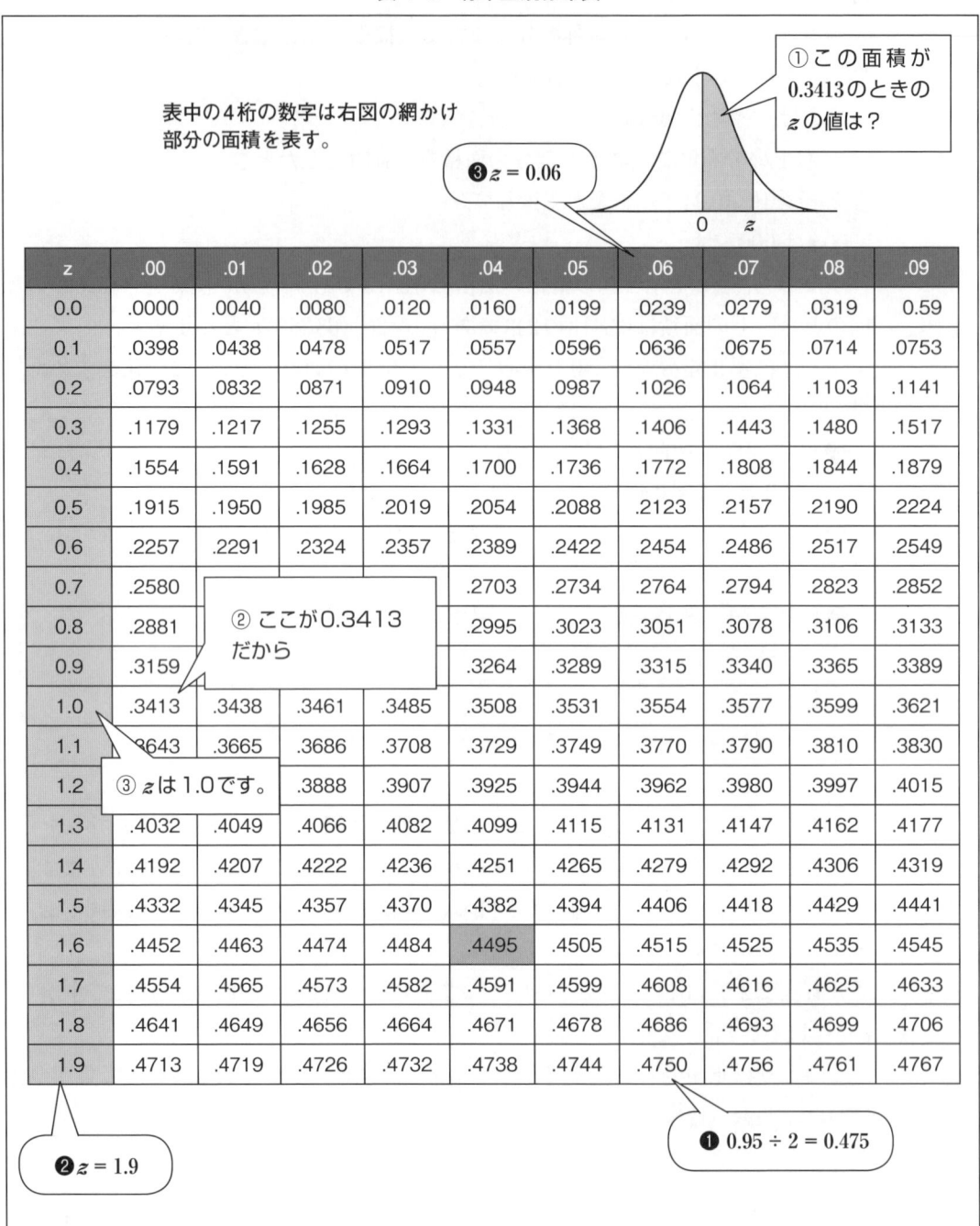

表中の4桁の数字は右図の網かけ部分の面積を表す。

①この面積が0.3413のときのzの値は？

❸ z = 0.06

z	.00	.01	.02	.03	.04	.05	.06	.07	.08	.09
0.0	.0000	.0040	.0080	.0120	.0160	.0199	.0239	.0279	.0319	0.59
0.1	.0398	.0438	.0478	.0517	.0557	.0596	.0636	.0675	.0714	.0753
0.2	.0793	.0832	.0871	.0910	.0948	.0987	.1026	.1064	.1103	.1141
0.3	.1179	.1217	.1255	.1293	.1331	.1368	.1406	.1443	.1480	.1517
0.4	.1554	.1591	.1628	.1664	.1700	.1736	.1772	.1808	.1844	.1879
0.5	.1915	.1950	.1985	.2019	.2054	.2088	.2123	.2157	.2190	.2224
0.6	.2257	.2291	.2324	.2357	.2389	.2422	.2454	.2486	.2517	.2549
0.7	.2580				.2703	.2734	.2764	.2794	.2823	.2852
0.8	.2881				.2995	.3023	.3051	.3078	.3106	.3133
0.9	.3159				.3264	.3289	.3315	.3340	.3365	.3389
1.0	.3413	.3438	.3461	.3485	.3508	.3531	.3554	.3577	.3599	.3621
1.1	.3643	.3665	.3686	.3708	.3729	.3749	.3770	.3790	.3810	.3830
1.2			.3888	.3907	.3925	.3944	.3962	.3980	.3997	.4015
1.3	.4032	.4049	.4066	.4082	.4099	.4115	.4131	.4147	.4162	.4177
1.4	.4192	.4207	.4222	.4236	.4251	.4265	.4279	.4292	.4306	.4319
1.5	.4332	.4345	.4357	.4370	.4382	.4394	.4406	.4418	.4429	.4441
1.6	.4452	.4463	.4474	.4484	.4495	.4505	.4515	.4525	.4535	.4545
1.7	.4554	.4565	.4573	.4582	.4591	.4599	.4608	.4616	.4625	.4633
1.8	.4641	.4649	.4656	.4664	.4671	.4678	.4686	.4693	.4699	.4706
1.9	.4713	.4719	.4726	.4732	.4738	.4744	.4750	.4756	.4761	.4767

② ここが0.3413だから

③ zは1.0です。

❶ 0.95 ÷ 2 = 0.475

❷ z = 1.9

試験の偏差値とは

これは，あるクラスの数学と国語の得点分布ですが，平均点もばらつきも異なります。

各教科の得点分布

数学　国語

45　　75
(数学の平均点)　(国語の平均点)

どちらの教科も65点とった人は，数学では優秀といえますが，国語ではあまりよい成績とはいえませんね。

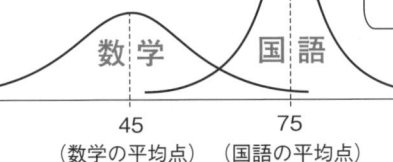

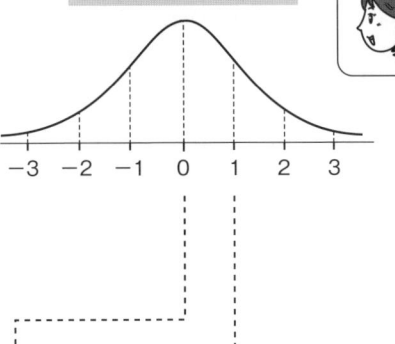

↓

そこで，各教科の得点を標準化すると，各教科の得点がどの位置にあるのかが明確になります（各教科の平均が0，標準偏差が1になります）。

z（標準得点）の分布

−3 −2 −1 0 1 2 3

とすると，平均点以下の人はマイナスになるし，平均点以上の人はプラスになるということですね。p100図4-8と同じです。

標準化すると平均点とばらつきがどちらの教科も同じ分布になるということですね。

では，Z（標準化変数）の分布を偏差値得点分布にしてみましょう。

①まず目盛り1を10倍にします……Z×10
②平均値0を50にします……………Z×10 +50

↓

偏差値は一般的にこのような分布になっていて
$$\frac{x - \bar{x}}{S} \times 10 + 50$$
で求めることができます。

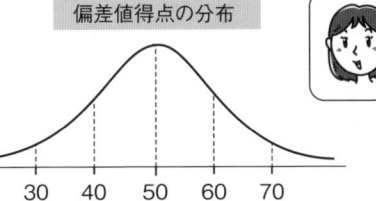

偏差値得点の分布

30　40　50　60　70

偏差値では，ばらつきを一定幅にして，平均を50として考え，データがどの辺りに位置するのかがわかりますね。

4-2 推定：その値の信頼性は？

　正規分布は，平均と分散が決まればその分布の形が決まるものでした。このように，母集団の分布を特徴づける平均や分散などを**母数**といいます。また，標本と母数を区別するために，標本については，**標本平均**は$\bar{x}$，**標本分散**はs^2などのようにアルファベットを用い，母数については，**母平均**はμ，**母分散**はσ^2などとギリシャ文字を用います。この母集団の未知の母数を標本から求める方法を**推定**といいます。また，母数を推定するために標本を要約して求めた**統計量**を**推定量**（実際に求めた値は推定値）といいます。統計的推定には，2つの方法があります。1つは，**点推定**と呼ばれるもので，ある1つの値で母数を推定します。もう1つは，**区間推定**と呼ばれるもので，母数がある区間に入る確率を保証する方法です。

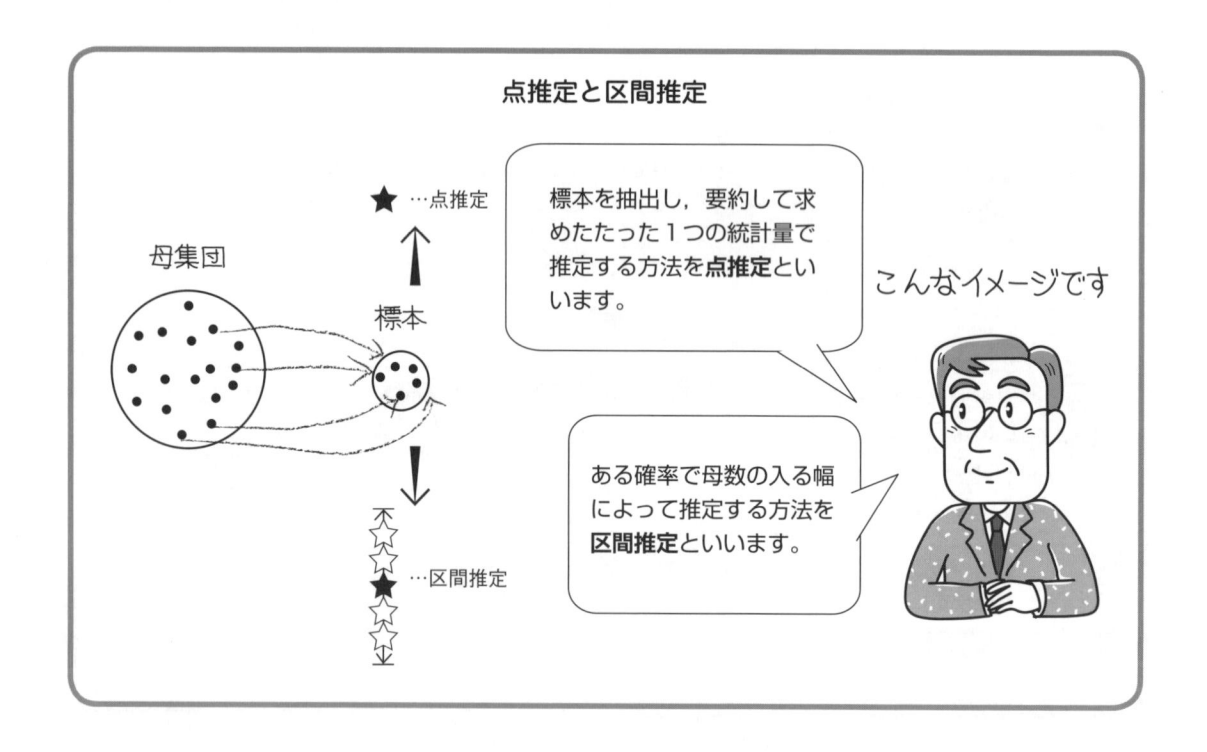

点推定と区間推定

★ …点推定

母集団 → 標本

☆
☆
★ …区間推定
☆
☆

標本を抽出し，要約して求めたたった1つの統計量で推定する方法を**点推定**といいます。

ある確率で母数の入る幅によって推定する方法を**区間推定**といいます。

こんなイメージです

1 1つの値で推定する点推定

点推定は，標本から求めたある1つの値で未知の母数を推定する方法です。

$$母数の推定値 \leftarrow 標本からの統計量$$

標本平均$\bar{x}$は母平均μを推定するための統計量，すなわち推定量です。同様に，標本分散s^2は母分散σ^2の推定量です。

良い推定量の基準はいろいろ考えられますが，ここでは，正規母集団における2つの未知の母数である母平均μと母分散σ^2について，その結果だけを示します。

データの個数をn，個々のデータを$x_1, x_2\cdots, x_n$とします。

$$母平均\ \mu \ \leftarrow\ 標本平均\ \bar{x} = \frac{x_1 + x_2 \cdots x_n}{n}$$

$$母分散\ \sigma^2 \ \leftarrow\ 標本分散\ s^2 = \frac{(x_1-\bar{x})^2 + (x_2-\bar{x})^2 + \cdots + (x_n-\bar{x})^2}{n-1}$$

ここで気をつけなくてはいけないことは，母平均μの良い推定値は標本平均$\bar{x}$ですが，母分散σ^2のよい推定値は**偏差平方和**をデータの個数「n」で割った標本分散ではなく，「$n-1$」，すなわち「データの個数-1」で割った標本分散だということです。偏差平方和をデータの個数「n」で割った分散も，「$n-1$」で割った分散のどちらも標本から算出された標本分散ですが，後者の標本分散を特に**不偏分散**といい，母分散の良い推定値とします。また，不偏分散の「$n-1$」を**自由度**といい，ここではギリシャ文字のν（ニュー）で表します。分散は，平均からの偏差の2乗によって求めますが，偏差の総和は「0」という条件があり，偏差の値は「データの個数-1」までの値が決まると，最後の値は総和が「0」になるように決まってしまい，自由に動ける値は「データの個数-1」となります。したがって，自由に動ける度合い「$n-1$」を自由度といいます。

> **偏差平方和（偏差2乗和ともいいます）**
> データの個数を n，1番目のデータを x_1，2番目のデータを x_2，……，i番目のデータを x_i，…，n番目のデータを x_n として，$x_1, x_2, \cdots x_n$ の平均を $\bar{x}$ とすると，
>
> $\boxed{x_i - \bar{x}}$ …個々のデータ x_i の平均 $\bar{x}$ からの「偏差」
>
> $\boxed{(x_i - \bar{x})^2}$ …個々のデータ x_i の平均 $\bar{x}$ からの偏差の2乗，すなわち「偏差平方」
>
> $\boxed{\sum_{i=1}^{n}(x_i - \bar{x})^2}$ …個々のデータ x_i の平均 $\bar{x}$ からの偏差の2乗の合計，すなわち「偏差平方和」

2つの標本分散

標本分散を特に区別する場合は，不偏でない分散をアルファベットの大文字を用いて S^2，不偏分散をアルファベットの小文字を用いて s^2 と表します。

不偏でない標本分散　　$S^2 = \dfrac{(x_1 - \bar{x})^2 + (x_2 - \bar{x})^2 + \cdots + (x_n - \bar{x})^2}{n}$

不偏分散　　$s^2 = \dfrac{(x_1 - \bar{x})^2 + (x_2 - \bar{x})^2 + \cdots + (x_n - \bar{x})^2}{n-1}$

例えば，病院職員1,000人の中から職員健診の初日にくじ引きで選ばれた50人のHDLコレステロール値の平均は62.5 g/dL，標準偏差は13.2 g/dL（**図4-12**）でした。

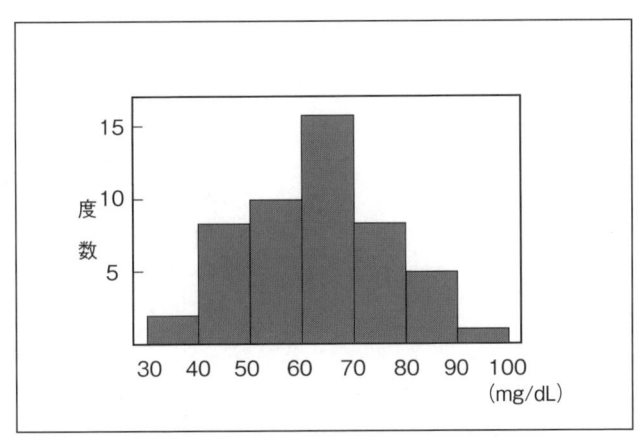

図4-12　HDLコレステロール値
（n＝50人，平均＝62.5mg/dL，標準偏差＝13.2mg/dL）

　この平均と分散は，1つの標本からの統計量です。さらに，50人ずつ20日間で1,000人の健診を実施すると，50人ずつの20個の平均が算出できます。この20個の標本平均は対象となる職員が毎日異なりますので，少しずつ異なることが想像されます。したがって，この20個の平均も変数です。また，この標本平均は，母平均に近い値である可能性が高く，たまたま，母平均より離れた値になることがあっても，そういった平均の個数は少ない，すなわち確率は低い，と考えることのできる確率変数です。

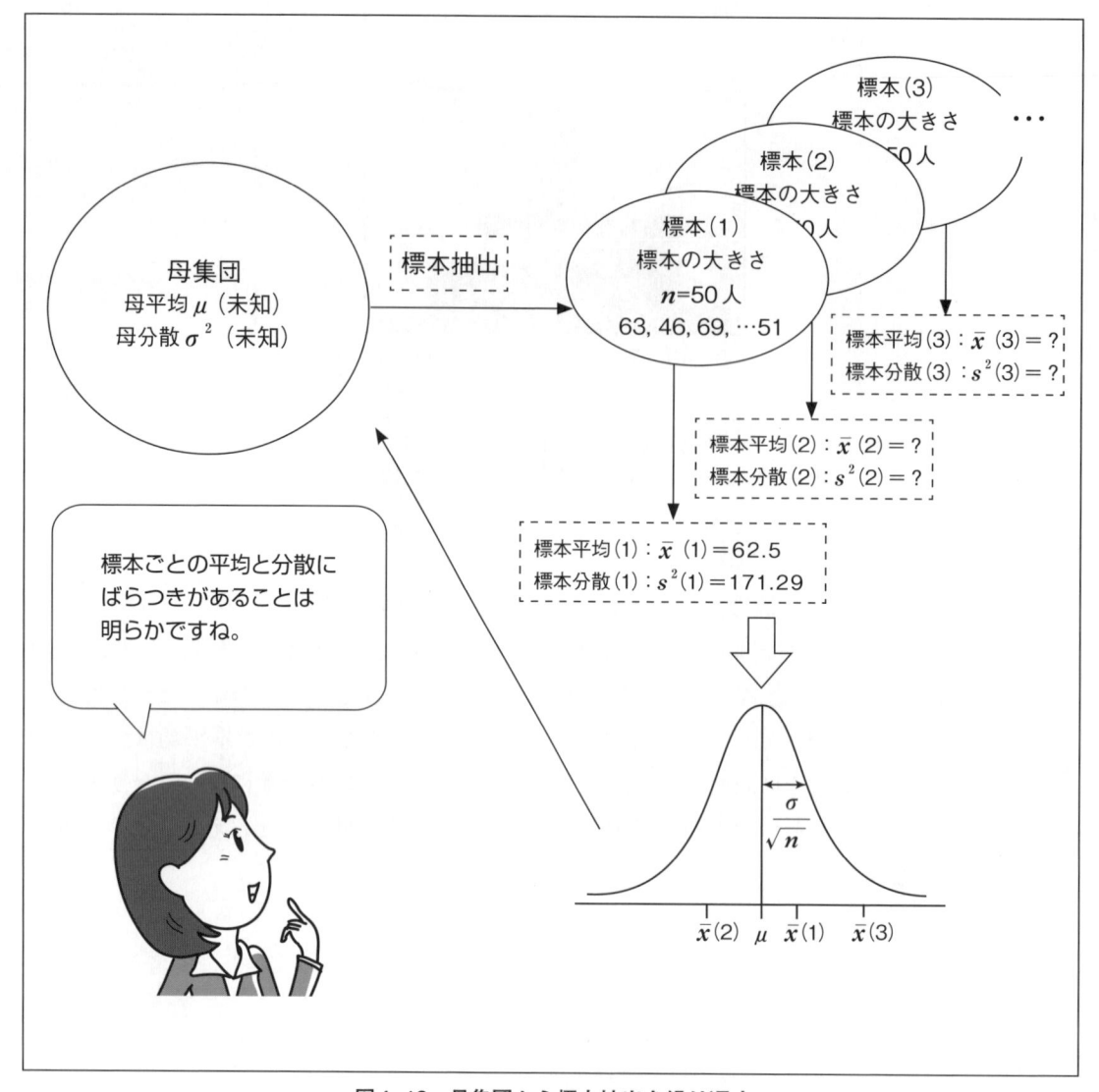

図4-13 母集団から標本抽出を繰り返す

　このように，標本の平均は，母集団から大きさnの標本抽出を繰り返すたびに少しずつ異なる値となり，ばらつきがあります。この標本平均や標本分散などのような標本の統計量の確率分布を**標本分布**といいます。
　なお，標本抽出を繰り返したときの標本平均の分布は正規分布に従い，平均は母平均μに等しく，ばらつき，すなわち分散は$\dfrac{\sigma^2}{n}$であることが知られています。

職員健診初日の50人の標本（表3-1）から，HDLコレステロール値の母平均と母分散を点推定すると，次のようになります。

$$母平均の点推定値 = \frac{63 + 46 + 69 + \cdots + 51}{50} = 62.5\,\mathrm{g/dL}\,（標本平均）$$

$$母分散の点推定値 = \frac{(63-62.5)^2 + (46-62.5)^2 + (69-62.5)^2 + \cdots + (51-62.5)^2}{50-1}$$

$$= 174.78\,(\mathrm{g/dL})^2\,（標本の不偏分散）$$

これは，職員健診の最終日に判明した1,000人の平均65.6 g/dLと分散194.2 (g/dL)^{2}に近い値ですが，完全に等しいわけではありません。したがって，健診最終日の1,000人の結果がわからない限りは，どの程度，信頼できる値なのかは不明です。

そこで，推定値の信頼性を明らかにして推定する方法が，次で述べる区間推定です。

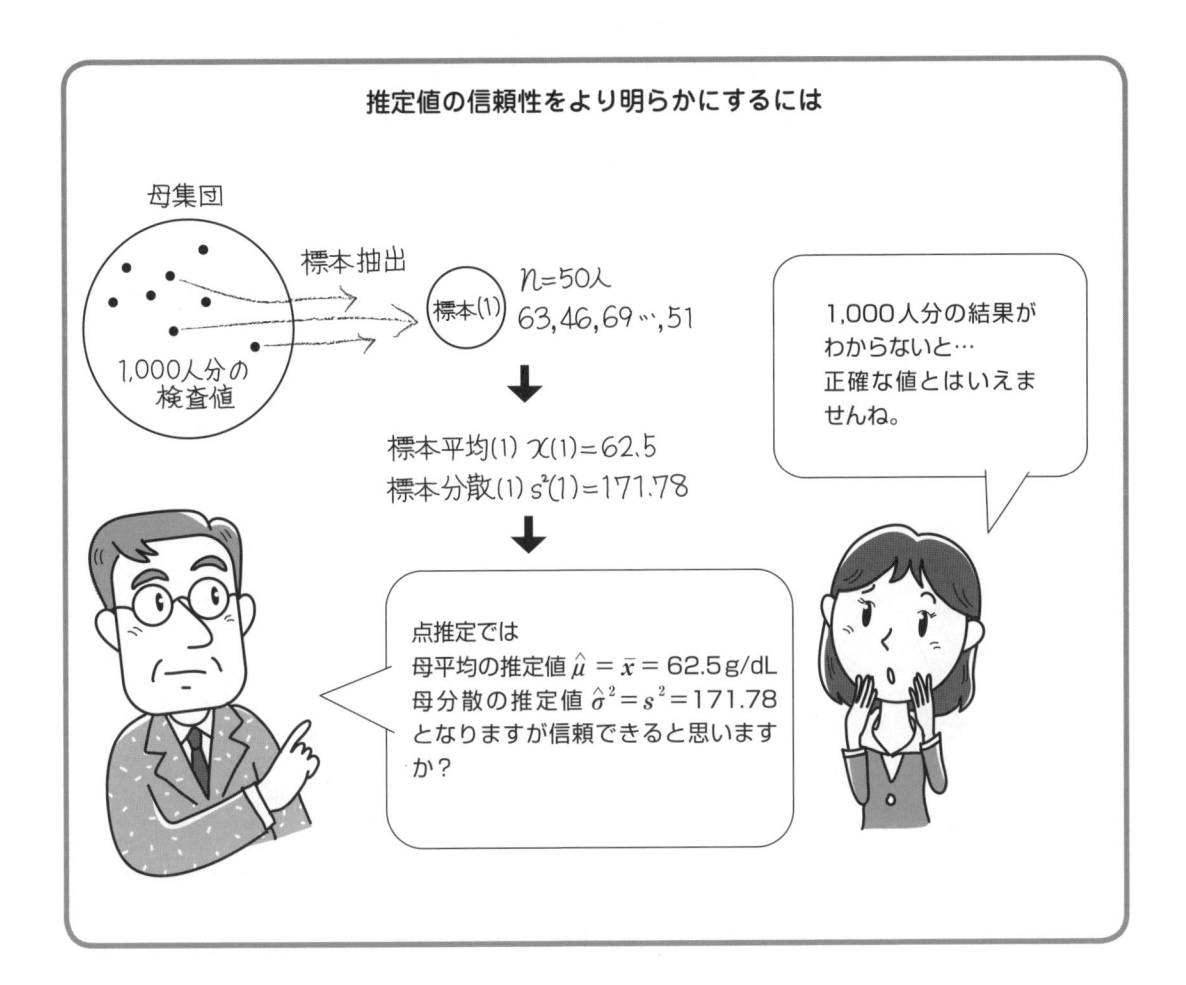

推定値の信頼性をより明らかにするには

母集団（1,000人分の検査値）→ 標本抽出 → 標本(1) $n=50$人 63, 46, 69 ⋯, 51

標本平均(1) $\bar{x}(1) = 62.5$
標本分散(1) $s^2(1) = 171.78$

点推定では
母平均の推定値 $\hat{\mu} = \bar{x} = 62.5\,\mathrm{g/dL}$
母分散の推定値 $\hat{\sigma}^2 = s^2 = 171.78$
となりますが信頼できると思いますか？

1,000人分の結果がわからないと…正確な値とはいえませんね。

2 幅をもって推定する区間推定

　区間推定は，ある確率で母数が含まれると期待される区間で母数を推定する方法です。

　　　　下限≦母数≦上限

　すなわち，推定したい真の母数がある範囲，つまり区間［下限，上限］に含まれている可能性を保証するような推定です。ここで，推測統計学では下限を**下側信頼限界**，上限を**上側信頼限界**といいます。一方，保証する区間を決めたときに，その区間に母数が含まれない確率をαとして，$1-\alpha$を**信頼係数**といい，αを決めたときの区間［下限，上限］を$100\times(1-\alpha)$%**信頼区間**といいます。例えば，αを0.05とすると，信頼係数は$1-\alpha=0.95$となり，$100\times(1-\alpha)$%，すなわち95%信頼区間といいます。真の母数は未知ですので，真の母数が区間［下限，上限］に含まれることを100%保証することはできません。一般に，推測統計学ではその保証する確率を，習慣的に0.95もしくは0.99として推定します。したがって，αは0.05，もしくは0.01です。すなわち，くじを100回引いて95回は当たる（5回は外れる），もしくは100回引いて99回は当たる（1回は外れる）などです。

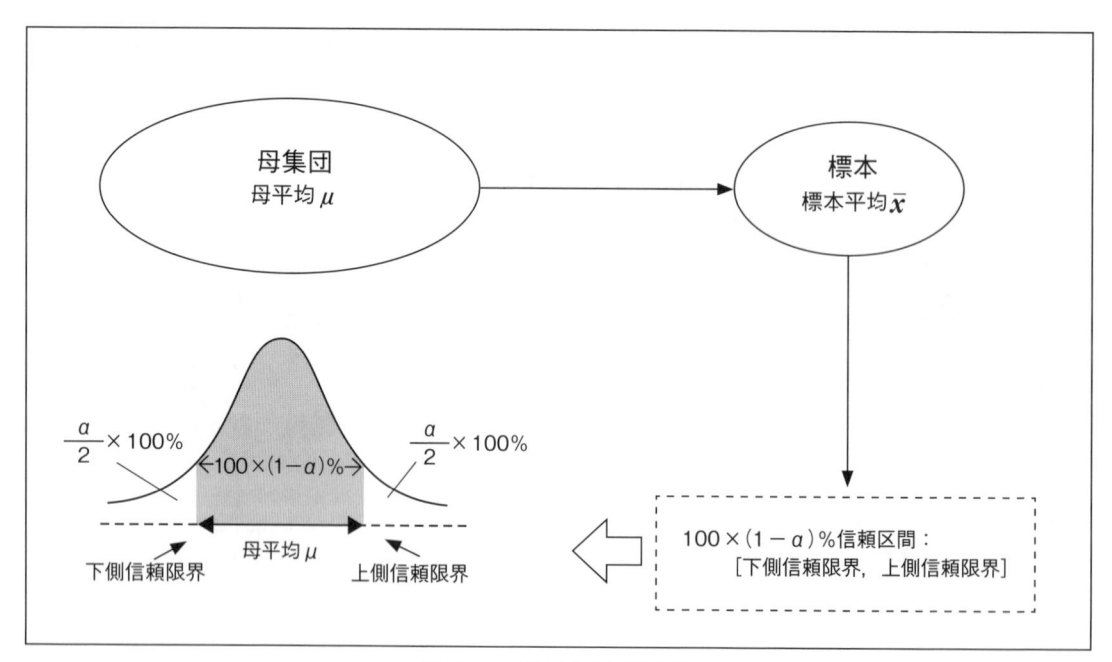

図4-14　母平均の区間推定

母平均の区間推定

母集団が正規分布をすると仮定すると，そこから繰り返し抽出された大きさ n の標本平均 $\bar{x}$ の分布は正規分布に従い，その平均は母平均 μ，分散は $\dfrac{\sigma^2}{n}$ となります。すなわち，標本平均の分布は正規分布 $N\left(\mu, \dfrac{\sigma^2}{n}\right)$ であり，それを標準化した z は平均が 0，分散が 1 の標準正規分布 $N(0, 1)$ に従います。

$$z = \frac{\bar{x} - \mu}{\dfrac{\sigma}{\sqrt{n}}}$$

標準正規分布表から，確率が 0.95 のときの z の値は 1.96 でした（99 ページ参照）。

■ 母分散が既知の場合

母分散 σ^2 がわかっている場合，母平均 μ の信頼係数 $1-\alpha$ の信頼区間は，標本平均 $\bar{x}$ を用いて次のようになります。

$$\left[\bar{x} - z_{\frac{\alpha}{2}} \times \frac{\sigma}{\sqrt{n}} \ , \ \bar{x} + z_{\frac{\alpha}{2}} \times \frac{\sigma}{\sqrt{n}}\right]$$

ここで，$z_{\frac{\alpha}{2}}$ は α を 0.05 もしくは 0.01 などと決めたときの z の値です（標準正規分布表を参照）。

例えば，1,000 人の母集団（HDL コレステロール値の母分散 σ^2 は $13.9^2 \,(\text{mg/dL})^2$ であるとわかっている）から 50 人を標本抽出したときの HDL コレステロール値の標本平均 $\bar{x}$ 62.5 mg/dL について，α を 0.05 としたときの信頼係数 $1-0.05=0.95$，すなわち 95% 信頼区間は，p112 のようになります。

■ 母分散が未知の場合

一般には，母分散は未知ですから σ^2 は使えません。そこで，母分散 σ^2 の代わりに標本分散（不偏分散）s^2 を利用します。

$$s^2 = \frac{\sum_{i=1}^{n}(x_i - \bar{x})^2}{n-1}$$

この不偏分散 s^2 を使って，次の t 統計量を計算します。

母平均 μ の95%信頼区間の求め方（母分散が既知の場合）

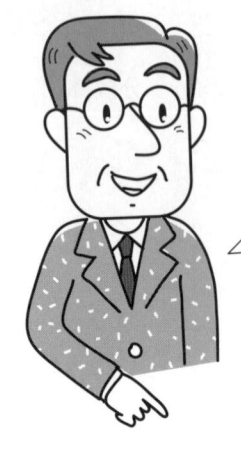

データの個数 $n = 50$
標本平均 $\bar{x} = 62.5$
母分散 $\sigma^2 = 13.92^2$
$\alpha = 0.05$
$z_{\frac{0.05}{2}} = 1.96$（正規分布表より）なので，

$$\left[標本平均 - z_{\frac{\alpha}{2}} \times \sqrt{\frac{母分散}{データの個数}}, \quad 標本平均 + z_{\frac{\alpha}{2}} \times \sqrt{\frac{母分散}{データの個数}} \right]$$

↓

$$\left[62.5 - 1.96 \times \frac{13.9}{\sqrt{50}}, \quad 62.5 + 1.96 \times \frac{13.9}{\sqrt{50}} \right]$$

↓

$$\left[62.5 - \frac{27.24}{7.07}, \quad 62.5 + \frac{27.24}{7.07} \right]$$

↓

$$\left[62.5 - 3.85, \quad 62.5 + 3.85 \right]$$

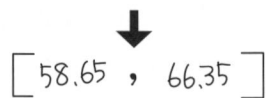

↓

$$\left[58.65, \quad 66.35 \right]$$

つまり，母平均は95%の確率で58.65から66.35の範囲にあると区間推定できるということですね。

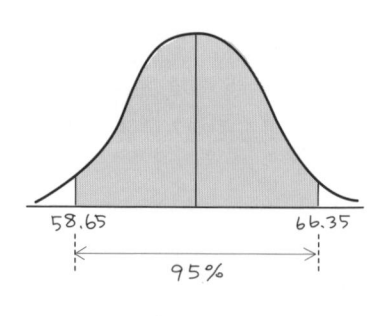

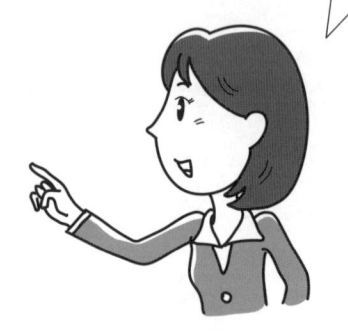

58.65　66.35
95%

$$t = \frac{\bar{x} - \mu}{\sqrt{\frac{s^2}{n}}}$$

この t の確率分布を自由度 $n-1$ の **t 分布** といいます。また，$\frac{s^2}{n}$ は標本平均 $\bar{x}$ の分散であり，その平方根 $\sqrt{\frac{s^2}{n}}$，すなわち $\frac{s}{\sqrt{n}}$ を標本平均の**標準誤差**といいます。

一般に，標本の大きさ n に基づく母平均 μ の $100 \times (1-\alpha)$％信頼区間は次のようになります。

$$\left[\bar{x} - t_{\frac{\alpha}{2}}(v) \times \frac{s}{\sqrt{n}} \;,\; \bar{x} + t_{\frac{\alpha}{2}}(v) \times \frac{s}{\sqrt{n}} \right]$$

ただし，$t_{\frac{\alpha}{2}}(v)$ は α と自由度 v で決まる t の値です（t 分布表を参照）。

例えば，標本の大きさが50人のHDLコレステロールの標本平均が62.5mg/dL，標本分散が174.78 $(mg/dL)^2$ について，α を0.05としたときの信頼係数 $(1-0.05) = 0.95$，すなわち95％信頼区間は，次のようになります。

母平均 μ の95％信頼区間の求め方（母分散が未知の場合）

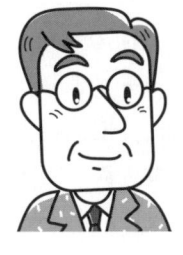

データの個数 $n=50$　　標本平均 $\bar{x}=62.5$
不偏分散 $s^2=174.78$　　$\alpha=0.05$
$t_{\frac{0.05}{2}}(49)=2.010$（$t$ 分布表より）

$$\left[標本平均 - t_{\frac{\alpha}{2}}(v) \times \sqrt{\frac{不偏分散}{データの個数}} \;,\; 標本平均 + t_{\frac{\alpha}{2}}(v) \times \sqrt{\frac{不偏分散}{データの個数}} \right]$$

↓

$$\left[62.5 - 2.010 \times \sqrt{\frac{174.78}{50}} \;,\; 62.5 + 2.010 \times \sqrt{\frac{174.78}{50}} \right]$$

↓

$$= \left[62.5 - 2.010 \times \sqrt{3.50} \;,\; 62.5 + 2.010 \times \sqrt{3.50} \right]$$

↓

$$= \left[58.74 \;,\; 66.26 \right]$$

つまり，母平均は95％の確率で58.74から66.28の範囲にあると区間推定できるということですね。

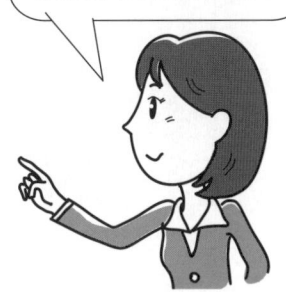

4-3 検定：その違いは偶然か？

統計における**検定**，すなわち統計的仮説検定とは，ある母集団から抽出された標本における何らかの差異について，それが偶然生じた差異なのか，それとも本質的な違いによって生じた差異なのかを確率の概念を用いて証明する方法です。

例えば，1,000人の病院職員から無作為に選ばれた50人は男性15人，女性35人でした（参考資料1）。そして，それぞれのHDLコレステロール値の平均は，54.9mg/dLと65.7mg/dLでした。この結果から，この病院職員のHDLコレステロール値の平均について，女性の方が男性より高い，すなわち差異があるといえるでしょうか？

50人のデータをよく見ると，HDLコレステロール値の高い男性も，また低い女性もいます。しかし，統計では臨床の場面や症例研究とは違い，集団の傾向をみることを目的としていますので，この50人については，男性のグループより女性のグループの方がコレステロール値の平均は（65.7 − 54.9 =）10.8mg/dL高い傾向にあるといえます。しかし，病院職員1,000人を母集団と考えたとき，さらに別の50

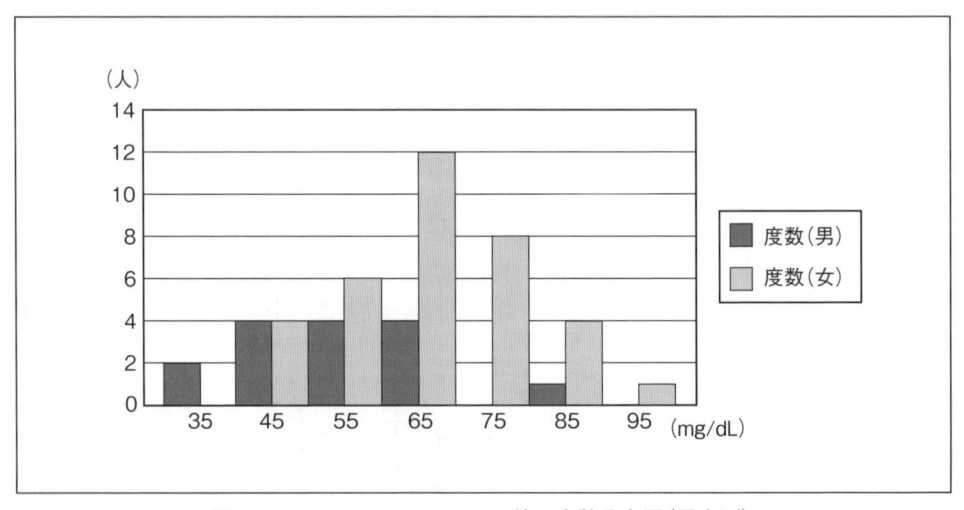

図4-15　HDLコレステロール値の度数分布図（男女別）

人を抽出した場合，同じ結果，すなわちHDLコレステロール値の平均について，女性の方が男性より10.8mg/dL高い結果になるかどうかはわかりません。

HDLコレステロール値について，男性よりも低い値の女性が1人もいることはなく，また女性より高い値の男性が1人もいなければ話は早いのですが，この50人の男女別の度数分布図（**図4-15**）を見ても，最小の階級には男性が2人，最大の階級には女性が1人のみですが，その間の階級には男性も女性もいます。

ここで，1,000人全員を調べずに，この無作為に抽出された50人のデータを標本と考えて，病院職員全体についての男女のHDLコレステロール値の平均に差異があるかどうかを検証する方法が統計的仮説検定です。

検定には，次のような決められた手順があります。

> **統計的仮説検定の手順**
> ①**仮説**を立てる。
> ②**有意水準**を決める。
> ③データから必要に応じた**検定統計量**を計算する。
> ④有意水準による**棄却域**をもとに判定する。

最後の判定では，「仮説は棄却される」，もしくは「仮説は棄却されない」のいずれか一方の結論が得られます。

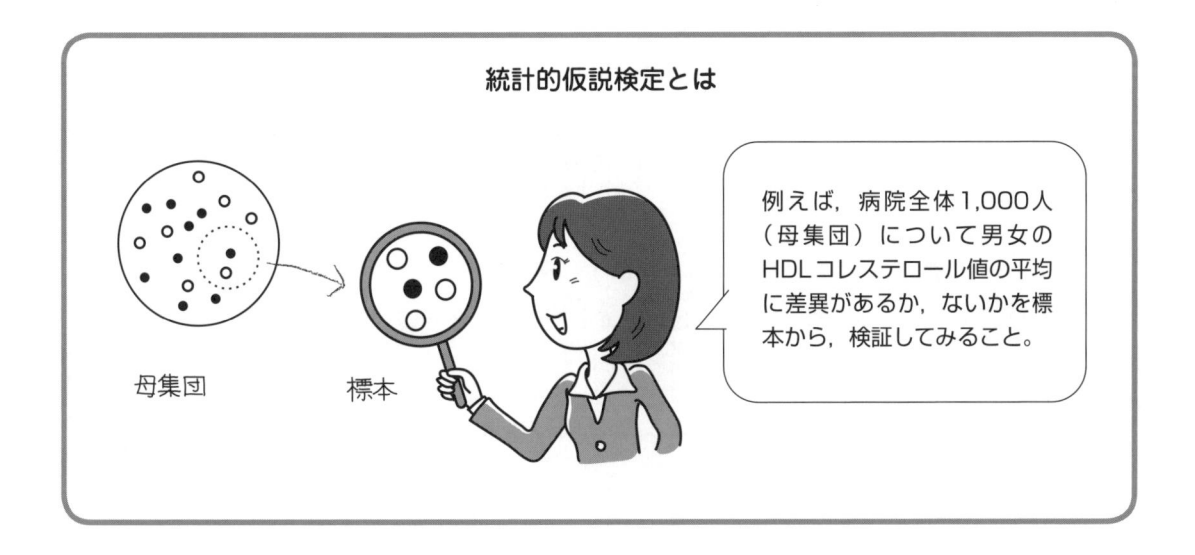

統計的仮説検定とは

例えば，病院全体1,000人（母集団）について男女のHDLコレステロール値の平均に差異があるか，ないかを標本から，検証してみること。

母集団　標本

1 帰無仮説と対立仮説

　検定は，注目する事柄について本質的な「違いがある」ことを期待して行います。そして，「違いがある」ことを直接，証明せずに，「違いはない」という仮説を立てて，この仮説に矛盾があることを示して，「違いがある」ことを証明します（背理法）。例えば，50人の病院職員のHDLコレステロール値の平均について，男女で10.8mg/dLの違いがありますが，これはたまたま抽出された50人について偶然に生じた違いなのか，それとも本質的に男女間に違いがあって生じた結果なのか，どちらでしょうか？

　ここで，「男女のHDLコレステロール値の平均に差はない」という仮説を立てて，この仮説が正しいときにこのような差（10.8mg/dL）が出現する確率が大きいのか，小さいのかを考えます。確率が大きいか，小さいかの基準はあらかじめ，0.05や0.01などと決めておきますが，この基準の確率を**有意水準**といいます。もし，出現する確率が小さければ，めったに起こらないことが起こったことになります。この場合，検定では，「平均値に『差はない』という仮説は正しくて，めったに起こらないことがたまたま偶然に起こった」，と考えずに，「仮説が正しくなかった」，と判断して，この仮説を捨てます。

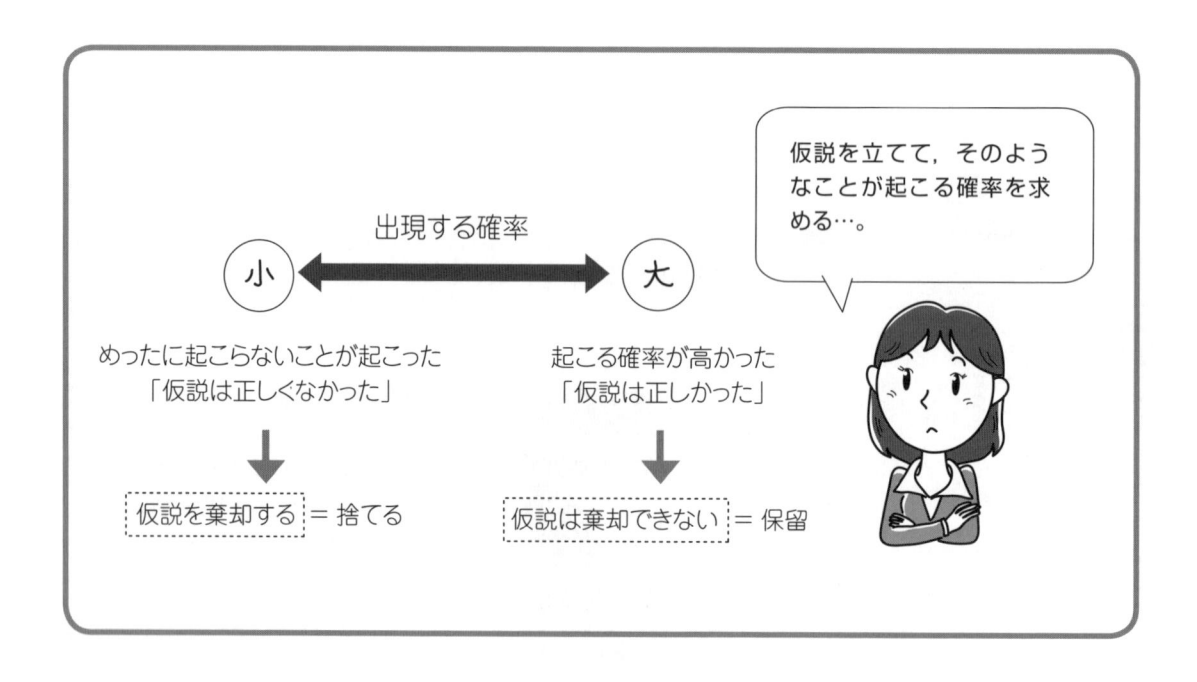

出現する確率

小 ⇔ 大

めったに起こらないことが起こった
「仮説は正しくなかった」
↓
仮説を棄却する ＝ 捨てる

起こる確率が高かった
「仮説は正しかった」
↓
仮説は棄却できない ＝ 保留

仮説を立てて，そのようなことが起こる確率を求める…。

なお，仮説を捨てることを**棄却**するといいます。そして，この「違いはない」という仮説は棄却された場合にのみ意味があり，棄却されて無に帰すことを期待して立てるという意味で**帰無仮説**といい，H_0で表します。また，帰無仮説が棄却されたときに**採択**する「違いがある」という仮説を**対立仮説**といい，H_1で表します。一方，確率が小さいとは考えられない場合，仮説は捨てられません。したがって，結論を保留します。

対立仮説の立て方は，何通りかが考えられます。例えば，母平均μに関して検定する場合，帰無仮説は必ず「違いはない」，すなわち「等しい」と立てますから，次のようになります。

帰無仮説H_0：$\mu = \mu_0$（μは，ある特定の値μ_0と等しい）

これに対して，対立仮説H_1は次のような場合が考えられます。

i) $\mu \neq \mu_0$ … μはμ_0と等しくない（μはμ_0より大きいか，もしくは小さい）
ii) $\mu < \mu_0$ … μはμ_0より小さい
iii) $\mu > \mu_0$ … μはμ_0より大きい
iv) $\mu = \mu_1$ … μはμ_0以外のある特定の値μ_1に等しい

対立仮説は，上記のどれか1つを考えますが，検定ではiv)の場合は考えません。

2 2種類の誤り

検定における判定には，正しい判定と誤った判定が考えられます。すなわち，正しい判定は次の2つの場合です。

①帰無仮説 H_0 が正しいとき，帰無仮説 H_0 を棄却しない。
②対立仮説 H_1 が正しいとき，帰無仮説 H_0 を棄却する。

一方，誤った判定は次の2つの場合です。

③帰無仮説 H_0 が正しいとき，帰無仮説 H_0 を棄却する。
④対立仮説 H_1 が正しいとき，帰無仮説 H_0 を棄却しない。

検定では，この2種類の誤りを区別して，前者を**第1種の誤り**，後者を**第2種の誤り**といい，それぞれの誤りの確率を α と β で表します（表4-9）。

表4-9　検定の2種類の誤り

真実　＼　判定	帰無仮説を棄却しない	帰無仮説を棄却し，対立仮説を採択する
帰無仮説が正しい場合	①正しい判定	③誤った判定 （第1種の誤り α）
帰無仮説は誤りで，対立仮説が正しい場合	④誤った判定 （第2種の誤り β）	②正しい判定 （$1-\beta$）

例えば，帰無仮説を「Aは犯人ではない」とすると，その対立仮説は「Aは犯人である」です。もし，帰無仮説「Aは犯人ではない」が真実であるときに，そのことを否定して対立仮説「Aは犯人である」を採択した場合，誤った判定（第1種の誤り），すなわち冤罪となります。一方，対立仮説「Aは犯人である」が真実であるときに，帰無仮説「Aは犯人ではない」を否定しない場合，誤った判定（第2種の誤り）となり，犯人を見逃してしまう結果になります。

裁判官は検察官や弁護人から提示された証拠に基づいて判決を言い渡しますが，真実は真犯人しかわかりません。検定でも，標本から得られた統計量を元に判断を下すわけですから，判断が100%正しいという保証はありません。

第1種の誤りを犯す確率 α を**有意水準**といい，一般的に0.05とか0.01に決めて判断を行います。

また，$(1-\beta)$ は帰無仮説が正しくないときに帰無仮説を棄却して対立仮説を採択する，という正しい判断の確率を示し，検定の**検出力**といいます。

判定を裁判にたとえると

帰無仮説：Aは犯人ではない
対立仮説：Aは犯人である

真実＼判定	帰無仮説を棄却しないと…	帰無仮説を棄却すると…
帰無仮説が正しい場合（Aは犯人ではない）	わかってくれてありがとう／正しかった	無実だ！／冤罪…
対立仮説が正しい場合（Aは犯人である）	へへっやったぜっ／誤った判定〜	ちぇっバレたか…／正しい判定!!

3 検定統計量と棄却域

標本から求めた値を利用して，一定の計算式で算出した検定に用いる統計量を**検定統計量**といいます。これらの検定統計量にはその確率分布によって，正規分布に基づくz値，t分布に基づくt値，χ^2分布に基づくχ^2値などがあります。検定では，検定統計量の分布する可能な範囲のうち，有意水準αで決められた仮説の棄却に対応する区間を**棄却域**といいます。

前述したように（p117），何通りかある対立仮説において，ⅰ）$\mu \neq \mu_0$，すなわち「μはμ_0と等しくない」のような対立仮説を**両側対立仮説**といいます。また，ⅱ）とⅲ）のような対立仮説を**片側対立仮説**といい，それぞれⅱ）を左片側対立仮説，ⅲ）を右片側対立仮説といいます。そして，両側対立仮説を立てた場合の仮説検定を**両側検定**といい，片側対立仮説を立てた場合の仮説検定を**片側検定**といいます（図4-16）。両側検定の場合は，検定統計量の確率分布において，棄却域を分布の両端に等分に分けます。一方，片側検定の場合は，分布のどちらか一方に設定します。

両側検定を行うか，片側検定を行うかは，検定の目的によって選びます。例えば，ダイエットの効果を調べるために，30人の体重を測っておき，ダイエット後の体重が減ったかどうかを検定する場合，ダイエットを勧める人は，必ず減る，と期待して片側検定（ダイエット前の体重＞ダイエット後の体重）を行います。

しかし，慎重な人は，もしかすると体重が増える人がいるかもしれないと考えて両側検定（ダイエット前の体重≠ダイエット後の体重）を選びます。両側検定の場合は，「ダイエット前の体重とダイエット後の体重は異なる」，ということを検定するわけで，減ったかどうかは問いません。棄却域を考えてみると，片側検定の棄却域は，両側検定の棄却域の一方の面積をもう片方へ移していることになり，片側だけを見ると棄却域が広がっています（全体では変わりません）。すなわち，検定には有利となっています。必ずどちらかが大きい，という貴重な情報があれば片側検定が正しいと考えられますが，そのような情報がない場合は，両側検定をするのが一般的です。

両側対立仮説の場合（両側検定）
（有意水準 α を両側に等しく分ける）

i) $\mu \neq \mu_0 \rightarrow \mu - \mu_0 \neq 0$

左片側対立仮説の場合（左片側検定）
（有意水準 α を左側に寄せる）

ii) $\mu < \mu_0 \rightarrow \mu - \mu_0 < 0$

右片側対立仮説の場合（右片側検定）
（有意水準 α を右側に寄せる）

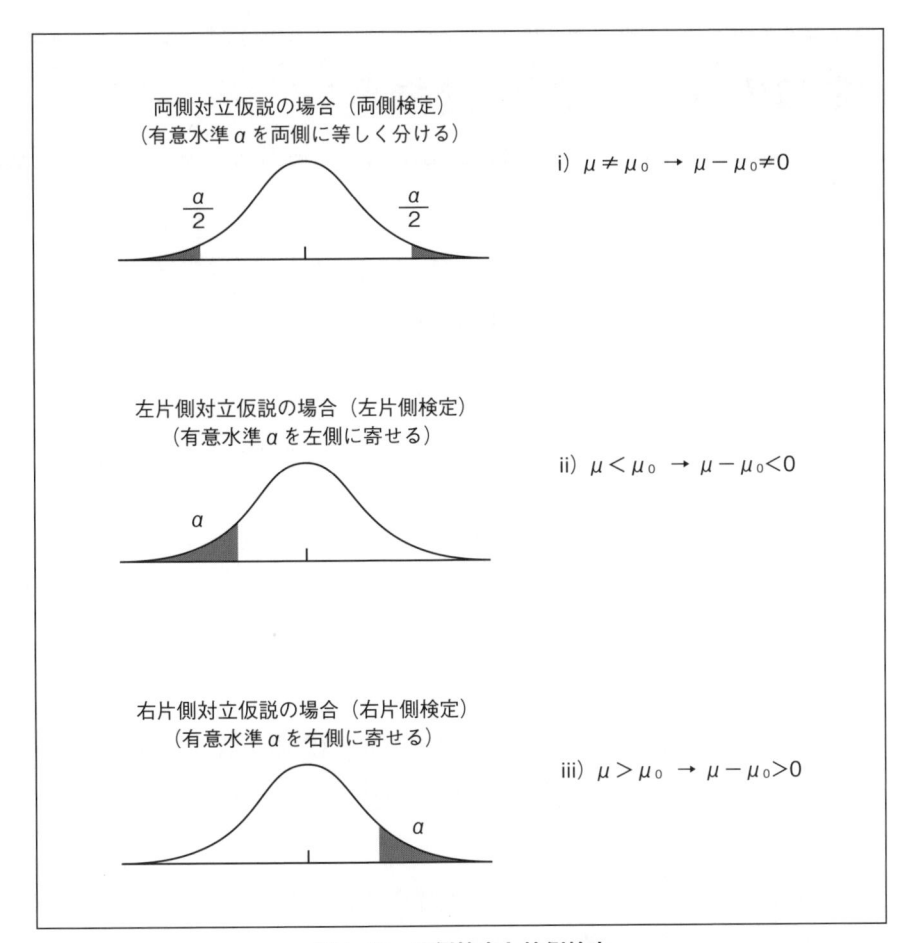

iii) $\mu > \mu_0 \rightarrow \mu - \mu_0 > 0$

図4-16　両側検定と片側検定

4　2つの平均の検定（t検定）

　平均に関する検定には，母平均の検定（1標本検定）や2つ母平均の差の検定（2標本検定）などがあり，それぞれ両側検定と片側検定があります。また，母分散が既知の場合と未知の場合とで検定統計量が異なります。

　ここで，先ほどの50人の病院職員において，男15人，女35人のHDLコレステロール値の平均に違いがあるかどうかを検定してみます。

　この例は2標本検定であり，ここでは両側検定を行ってみます。また，母分散は未知であり，2つの母分散は等しいこと（等分散）を仮定します。もし，等分散が仮定できない場合は，ウェルチの検定を用います。この場合，母分散が未知なので，2標本の差の分散は標本分散（不偏分散）を利用した次の合併した分散で推定します。

$$s^2 = \frac{(男の人数-1)\times 男の標本分散+(女の人数-1)\times 女の標本分散}{(男の人数-1)+(女の人数-1)}$$

　有意水準 α は，とりあえず 0.05 とします。この場合の検定統計量は，次のスチューデントの t 検定統計量を用います。

$$t = \frac{男の標本平均-女の標本平均}{\sqrt{合併した分散 \times \left(\dfrac{1}{男の人数}+\dfrac{1}{女の人数}\right)}}$$

男の人数：$m = 15$人（自由度は $15 - 1 = 14$）
女の人数：$n = 35$人（自由度は $35 - 1 = 34$）
男のHDLコレステロール値の平均：$\bar{x} = 54.9$ mg/dL
男のHDLコレステロール値の分散：$s_1^2 = 160.27$（標準偏差 $s_1 = \sqrt{160.27} = 12.7$）
女のHDLコレステロール値の平均：$\bar{y} = 65.7$ mg/dL
女のHDLコレステロール値の分散：$s_2^2 = 149.56$（標準偏差 $s_2 = \sqrt{149.56} = 12.2$）

> では実際に検定の手順に沿って説明しましょう。

> 仮説を立てて，有意水準を決め，検定統計量を算出して，判定するという流れですね。

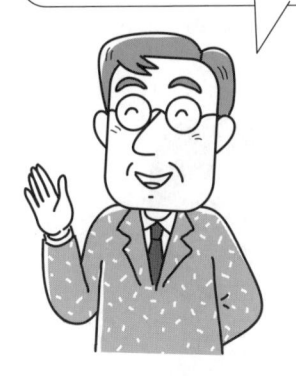

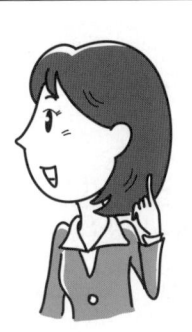

①帰無仮説：$\mu_1 = \mu_2$（男のHDLコレステロール値の母平均μ_1と女の母平均μ_2とは等しい）

対立仮説：$\mu_1 \neq \mu_2$（男のHDLコレステロール値の母平均μ_1と女の母平均μ_2とは異なる……両側対立仮説）

②有意水準：$\alpha = 0.05$

③検定統計量：$t = \dfrac{\bar{x} - \bar{y}}{s \times \sqrt{\dfrac{1}{m} + \dfrac{1}{n}}} = \dfrac{54.9 - 65.7}{s \times \sqrt{\dfrac{1}{15} + \dfrac{1}{35}}} = \dfrac{-10.8}{12.4 \times \sqrt{\dfrac{35 + 15}{525}}}$

$= \dfrac{-10.8}{12.4 \times \sqrt{0.095}} = \dfrac{-10.8}{12.4 \times 0.3} = \dfrac{-10.8}{3.72} = -2.90$

ただし，s^2は次のように求めます。

$s^2 = \dfrac{(m-1) \times s_1^2 + (n-1) \times s_2^2}{(m-1) + (n-1)} = \dfrac{(15-1) \times 160.27 + (35-1) \times 149.56}{15 + 35 - 2}$

$= \dfrac{14 \times 160.27 + 34 \times 149.56}{48} = \dfrac{2243.78 + 5085.04}{48} = \dfrac{7328.82}{48} = 152.68$

$= 12.4^2$ （自由度は，男の自由度14 + 女の自由度34 = 48）

> s^2は合併した分散で
> s_1^2は男のコレステロール値の標本分散
> s_2^2は女のコレステロール値の標本分散
> ということでしたね。

男のコレステロール値の標本分散　　女のコレステロール値の標本分散

$$S^2 = \frac{(m-1) \times S_1^2 + (n-1) \times S_2^2}{(m-1)+(n-1)}$$

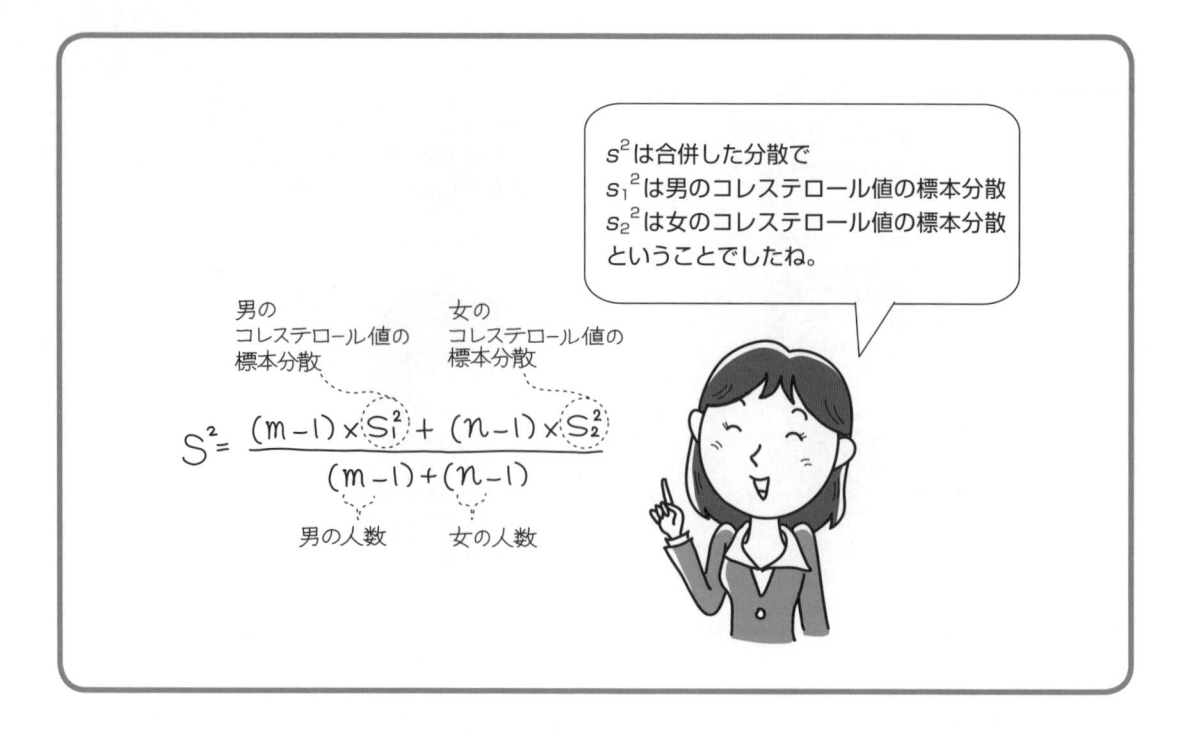

男の人数　　女の人数

④判定：

$$|t| = 2.90 > t_{\frac{0.05}{2}}(48) = 2.011$$

したがって，帰無仮説は棄却されます。すなわち，男と女でHDLコレステロール値の平均に「差はない（等しい）」と立てた帰無仮説のもとで計算されたt値2.90と，有意水準0.05，自由度48のt値とを比較します。t分布表より，$t_{\frac{0.05}{2}}(48) = 2.011$です。計算された$t$値の2.90は$t_{\frac{0.05}{2}}(48) = 2.011$と比較して，より大きな値です。すなわち，2.90というt値が出現する確率は，"0.05より小さな確率である"ということを示しています。したがって，帰無仮説は棄却され，対立仮説である「男と女のHDLコレステロール値の母平均に"差がある（等しくない）"を採択します。

5 2つの分散の比の検定（F検定）

2つの母分散が等しいかどうかの検定は，次のフィッシャーの分散比（これをF値といいます）を計算して，それが1に等しいかどうかを調べます。

$$F = \frac{男の標本分散}{女の標本分散}$$

ここで，分子と分母は2つの標本分散のどちらでもかまいませんが，F分布の統計数値表を参照する場合は，値の大きい方を小さい方で割って，Fの値が1より大きくなるようにしておくと便利です。

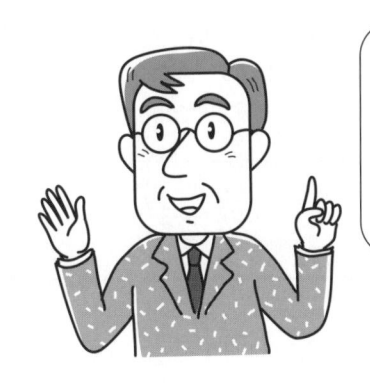

> 2つの母平均の差の検定では，2つの母分散が等しいかどうかで検定統計量が異なるので，前もって分散比の検定を行っておく必要があります。以下に母分散の比の検定を行ってみましょう。

男の人数：$m = 15$ 人（自由度は14）
女の人数：$n = 35$ 人（自由度は34）
男のHDLコレステロール値の分散：$s_1^2 = 160.27$
女のHDLコレステロール値の分散：$s_2^2 = 149.56$

① 帰無仮説：$\sigma_1^2 = \sigma_2^2$（母分散 σ_1^2 は母分散 σ_2^2 と等しい）

　　対立仮説：$\sigma_1^2 \neq \sigma_2^2$（母分散 σ_1^2 は母分散 σ_2^2 と等しくない）…両側対立仮説

② 有意水準：$\alpha = 0.05$

③検定統計量：$F = \dfrac{s_1^2}{s_2^2} = \dfrac{160.27}{149.56} = 1.07$

④判定：有意水準が0.05で分子の自由度が14，分母の自由度が34の時のF値は統計数値表（分子の自由度は14がないので，15を参照して計算する）より2.28です。

$$F = 1.07 < F_{\frac{0.05}{2}}(14, 34) = 2.28$$

したがって，帰無仮説は棄却されません。すなわち，2つの分散が異なる，という結論は得られませんでした（直接，2つの母分散が等しいことを証明していませんが）。

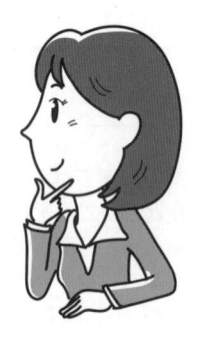

> 検定統計量F 1.07は，数値表の2.28より小さい値なので，男と女の母分散は大きく異なるとはいえないということですね。

6 分割表の検定（χ^2検定）

　平均や分散などの検定は，量的変数に関する検定です。一方，2つの質的変数に着目して，そのカテゴリーで分類し，その相違を検定することもできます。
　職員健診初日の50人の年齢階級別の人数は，20代22人，30代17人，40代6人，50代5人でした。また，性別は男15人，女35人でした。ここで，性別と年齢階級のクロス集計表を作ってみると，男性に比較して，女性の方に若い世代が多いように思われます（**表4-10**）。このような性別と年齢階級について「関連性があるか，ないか」を統計的に検定するときにはχ^2**検定**を利用します。この場合のχ^2検定を「関連がない，すなわち独立である」という意味で**独立性の検定**ともいいます。
　性別と年齢階級のような2変数のクロス集計表を**分割表**ともいいます。また，行のカテゴリー数と列のカテゴリー数を明示して，2×4分割表ともいいます。この分割表をもとに，χ^2の値を計算します。その手順を次に示します。

①データをもとに，**表4-10**のような**観測度数**の分割表を作ります。

表4-10　性別と年齢階級の分割表（観測度数）

		年齢階級				
		20代	30代	40代	50代	計
性別	男	3	7	3	2	15
	女	19	10	3	3	35
	計	22	17	6	5	50

②次に，**期待度数**を計算します。

　期待度数の計算方法は，男女の数がそれぞれ15人と35人という周辺の人数（年齢階級の計の列）の比率（**周辺確率分布**）を利用します。また，年齢階級の20代が22人，30代が17人，40代が6人，50代が5人という周辺確率分布を利用しても同様の結果を得ます。したがって，期待度数は，もし，50人中20代が22人ならば，男15人中20代は $22 \times \dfrac{15}{50} = 6.6$ 人，女35人中20代は $22 \times \dfrac{35}{50} = 15.4$ 人 いると期待される，と考えます。同様に計算すると**表4-11**のようになります。

表4-11 期待度数

		年齢階級				
		20代	30代	40代	50代	計
性別	男	6.6	5.1	1.8	1.5	15.0
	女	15.4	11.9	4.2	3.5	35.0
	計	22.0	17.0	6.0	5.0	50.0

ここで，χ^2検定では各セルの期待度数が5以上の場合，近似的にχ^2分布が利用できます。しかし，この場合，女の40代と50代の期待度数が5未満なので，このままχ^2検定を行うことは不適切です。そこで，便宜的に年齢階級を20代とそれ以外の2つのカテゴリーにまとめてχ^2検定を行うことにします。

表4-12 合算した観測度数と期待度数

		年齢階級		
		20代	30代～50代	計
性別	男	3	12	15
	女	19	16	35
	計	22	28	50

		年齢階級		
		20代	30代～50代	計
性別	男	6.6	8.4	15.0
	女	15.4	19.6	35.0
	計	22.0	28.0	50.0

③観測度数と期待度数の差の表を作ります。

> 当然，観測度数から期待度数を引いた表の行と列の計は"0"となります。

表4-13　観測度数－期待度数

		年齢階級		
		20代	30代～50代	計
性別	男	－3.6	3.6	0.0
	女	3.6	－3.6	0.0
	計	0.0	0.0	0.0

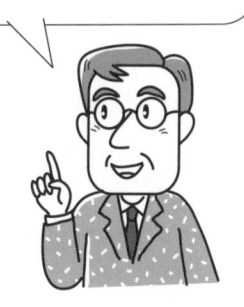

④観測度数と期待度数の差を2乗します。

表4-14　（観測度数－期待度数）^{2}

		年齢階級		
		20代	30代～50代	計
性別	男	12.96	12.96	25.90
	女	12.96	12.96	25.90
	計	25.90	25.90	51.80

⑤さらに，（観測度数－期待度数）^{2}を期待度数で割ります。

> このセルの値をセルのχ^2値，また総計の5.01をこの分割表のχ^2値といいます。

表4-15　（観測度数－期待度数）^{2}／期待度数

		年齢階級		
		20代	30代～50代	計
性別	男	1.96	1.54	3.51
	女	0.84	0.66	1.50
	計	2.81	2.20	5.01

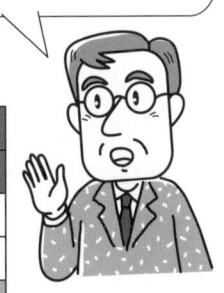

以上の計算値をもとに，検定の手順に従ってまとめると，次のようになります。

①帰無仮説を立てる。
　　帰無仮説：性別と年齢階級とは関連がない。
　　対立仮説：性別と年齢階級とは関連がある。

②有意水準を決める。
　　有意水準：$\alpha = 0.05$

③検定統計量 χ^2 値を算出する。

$$\chi^2 = \frac{(3-6.6)^2}{6.6} + \frac{(12-8.4)^2}{8.4} + \frac{(19-15.4)^2}{15.4} + \frac{(16-19.6)^2}{19.6}$$

$$= \frac{(-3.6)^2}{6.6} + \frac{3.6^2}{8.4} + \frac{3.6^2}{15.4} + \frac{(-3.6)^2}{19.6}$$

$$= \frac{12.96}{6.6} + \frac{12.96}{8.4} + \frac{12.96}{15.4} + \frac{12.96}{19.6}$$

$$= 1.96 + 1.54 + 0.84 + 2.20$$

$$= 5.01$$

④判定する。

「関連はない」と立てた帰無仮説のもとで計算された χ^2 値5.01と，有意水準0.05，自由度1のときの χ^2 値とを比較します。χ^2 分布表（参考資料2表3）より，$\chi^2_{0.05}(1) = 3.84$ です。データから計算された χ^2 値5.01は有意水準0.05，自由度1の χ^2 値3.84と比較して，より大きな値です。すなわち，5.01という値が出現する確率は，0.05より小さな確率である，ということを示しています。

したがって，帰無仮説を棄却し，対立仮説を採択します。すなわち，「性別と年齢階級とは関連がある」という結論になり，「男に高齢者が多く，女に若い人が多い傾向にある」と推測されます。

7 コンピュータソフトの利用

　統計的仮説検定において，実際に手計算で検定統計量を求めるには，その計算過程における2乗や割り算などのため，小数点第何位まで求めるか，などの計算の精度が問題になります。このことは，記述統計のときも同様ですが，推測統計では小数点2位とか3位で四捨五入した平均や分散などを使ってt値などを計算しますから，さらに深刻です。

　最近では，パソコンでも使える表計算ソフトや統計ソフトも身近になってきました。これらのソフトを使えば，計算精度の問題はある程度解消されます。

　例えば，表計算ソフトExcelでは，TINV，TDIST，TTESTなどの関数を使って，有意水準αを指定したときのt値，そのデータのt値が出現する確率，2群のデータを指定したときのt値などの結果が得られます。

　しかし，表計算ソフトでは関数や式の入力の誤りを探すのは困難な場合があります。また，データの個数が20〜30を超えると，画面をスクロールしなければならず，データや関数，式などの入力ミスにつながります。

　一方，統計ソフトはデータ入力さえ間違えなければ，分析の結果に誤りはありません。パソコンで利用できる統計ソフトには，SPSS（IBM）やJMP（SASジャパン）などがあります。また，フリーソフトとして，Rなどもあり，参考となる文献も出版されています。

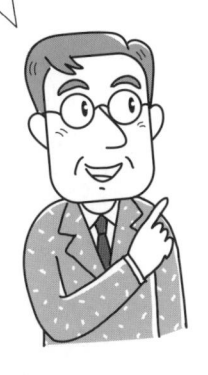

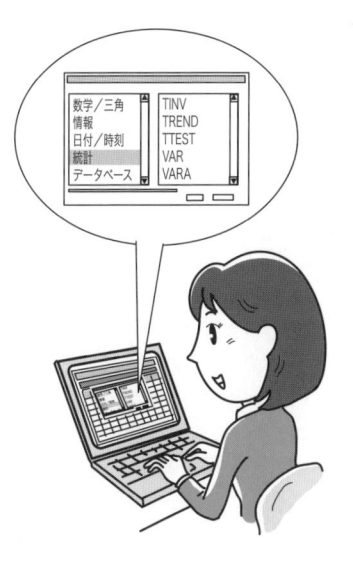

理解度チェック

☐ 母集団と標本の関係を説明できますか？（☞ p82）

☐ 正規分布の2つのパラメータを述べることができますか？（☞ p94）

☐ 偏差値における平均と標準偏差を述べることができますか？（☞ p103）

☐ 母分散の推定量を説明できますか？（☞ p105）

☐ 区間推定を説明できますか？（☞ p110）

☐ 統計的仮説検定の手順を述べられますか？（☞ p115）

☐ 統計的仮説検定における2種類の誤りを説明できますか？（☞ p118）

☐ 有意水準を説明することができますか？（☞ p116）

☐ 分割表の検定に用いる検定統計量を何と呼びますか？（☞ p127）

☐ 棄却域を説明できますか？（☞ p120）

第5章 データを活用する

1 データ活用にあたって理解しておきたいこと
2 統計のうそ
3 うそにならないために
4 数値にだまされないために

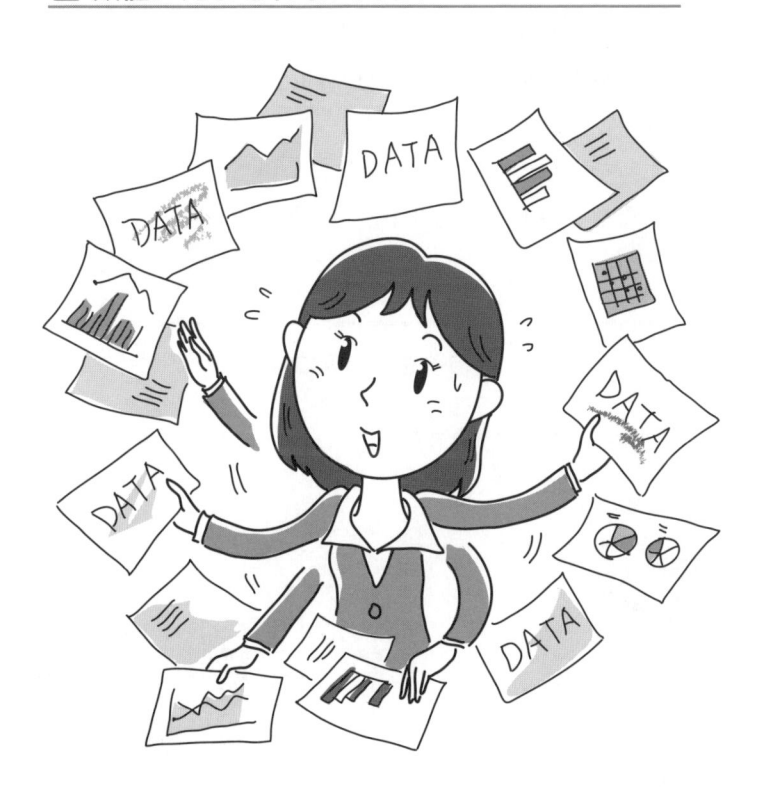

1 データ活用にあたって理解しておきたいこと

　第2章から4章までに紹介された統計手法を日常的にすべて用いるわけではないでしょう．しかし，例えば通常の病院内で発生するデータを統計処理し，何らかの意思決定をするためには，すなわち情報化するためには，統計処理の手法の理解だけではなくどのような目的でどのような手法を用い，どのように解釈するかということが重要になります．すでに，各章担当の執筆者がこれら手法について詳細な解説をしたところですが，統計手法だけをうのみにして誤った解釈をしないようにくれぐれも注意しなければなりません．

　特に，第2章の❶ データの性質を理解する，第3章の3-1 ❷ 集団の分布の様子を概観する，で述べられているように，データの性質や様子を頭にイメージして統計処理に臨むことは極めて重要なことです．

　日常的に最も用いられる数値の1つである「平均値」をうのみにしてしまうと，実態を全く表さない結果となることはよく体験することです．

　すなわち，統計処理を行う前に，その手法が適切なのか，適応するにあたってデータの性質（分布，偏りの存在）は目的にマッチしているのか等を考え，さらに，結果をイメージすることが必要です．

　もちろん，そのためには，統計手法について，単に結果を求めるための計算方法ではなく，なぜこのような統計手法が有効なのかということを理解する必要があるでしょう．

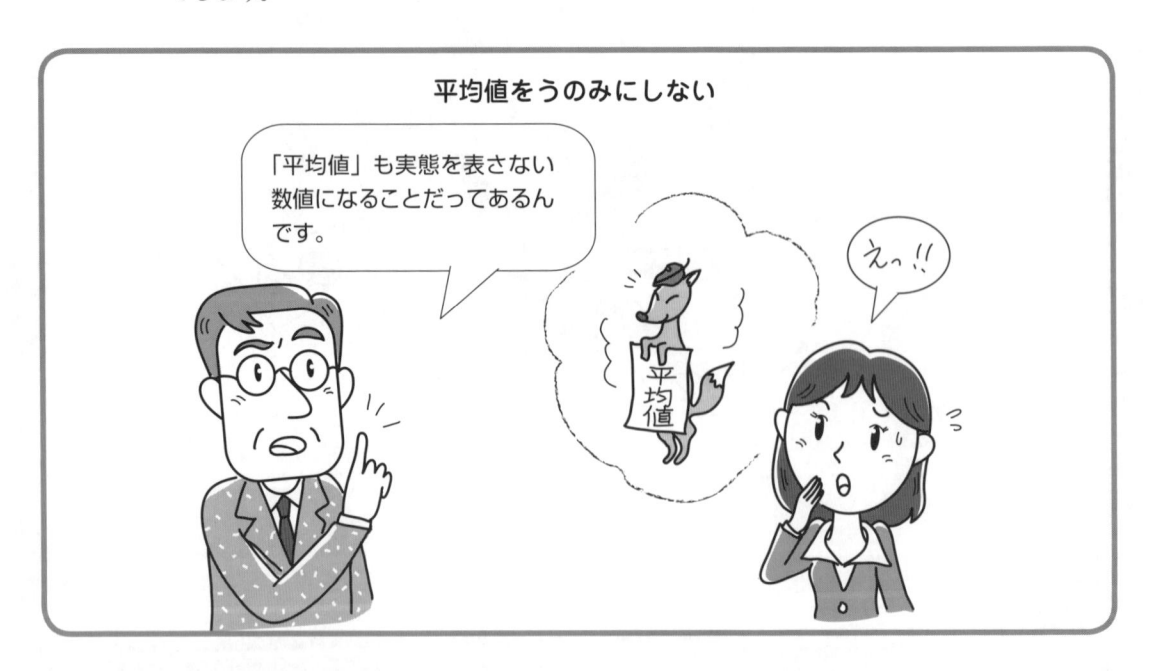

平均値をうのみにしない

「平均値」も実態を表さない数値になることだってあるんです．

えっ!!

2 統計のうそ

❶で述べたことを実例をあげて考えてみましょう。

例えば，表5-1のような2群の退院患者の集団があったとします。

A診療科とB診療科の患者の中から，ランダムに20人ずつを抽出し，単純に並べて，作表しました。

20人の在院日数の平均値は共に10日なのでその結果だけを見ると，「普通は10日前後で退院する」と理解するでしょう。平均値を求めるという統計処理の結果だけを見せられれば，恐らくは誰も疑わずに，普通は10日前後で退院するという結果をイメージするはずです。

次に，この表の数値を視覚化してみたのが図5-1です。

さて，これを見るとどう思うでしょう？　まず，A診療科は10日を中心として，確かに「普通は10日前後で退院する」ことは正しく思えます。実際に，平均値10日で退院する患者が8人，40％あり，プラスマイナス1日を含めると，18人，90％がその範囲に含まれます。この結果は，通常，求められた平均値は"本当"だと考えてよいでしょう。

しかし，B診療科はどうでしょうか？

まず，10日で退院した患者は，1人もいません（！）。

「普通は10日前後で退院する」はずが，そのような患者は1人もいないのです。

では，A診療科と同様に，プラスマイナス1日に範囲を広げたらどうでしょうか？　すなわち，9日から11日で退院する患者です。これも何と，1人もいません。

このような患者のデータを統計処理した結果として，「普通は10日前後で退院する」という結果を出したなら，それは明らかに事実や少なくとも求めたい結果とはかい離した，"うそ"になるでしょう。

では，なぜ平均値が信じられない，このような結果になったのでしょうか？

すでに他章で述べられたことですが，平均値（この場合は算術平均）は，すべての患者の在院日数を合計して患者数で除したものです。したがって，合計が同じで患者数が同じ，しかし，適切でない統計処理をうのみにしたなら，このような結果になるということはすぐに理解できますね。

通常，データの性質を表すのに，平均値という指標は，他の統計指標を圧倒するほどに利用されているので，漫然と信じられているのが通常です。しかし，既に他の章で解説されているとおり，そのデータを代表するのは平均値だけではありません。

このB診療科のケースは，平均値は最頻値でもないし，中央値でもないことも考え合わせると，このままでは，代表値として用いるには無理がありそうです。

135

第5章　データを活用する

　　データの性質というか，データの様子（分布）を全く配慮することなく，ただ漫然と平均値を求めるだけでは誤った結果を導いてしまうことを示しました。

表5-1　在院期間の比較①

在院期間（日）		
A診療科	患者	B診療科
10	患者1	7
11	患者2	13
10	患者3	6
11	患者4	6
12	患者5	15
10	患者6	14
9	患者7	7
10	患者8	13
9	患者9	8
11	患者10	5
9	患者11	12
10	患者12	14
11	患者13	6
11	患者14	14
8	患者15	5
10	患者16	5
9	患者17	15
10	患者18	6
9	患者19	13
10	患者20	16
200	在院期間合計	200
10.0	平均値	10.0

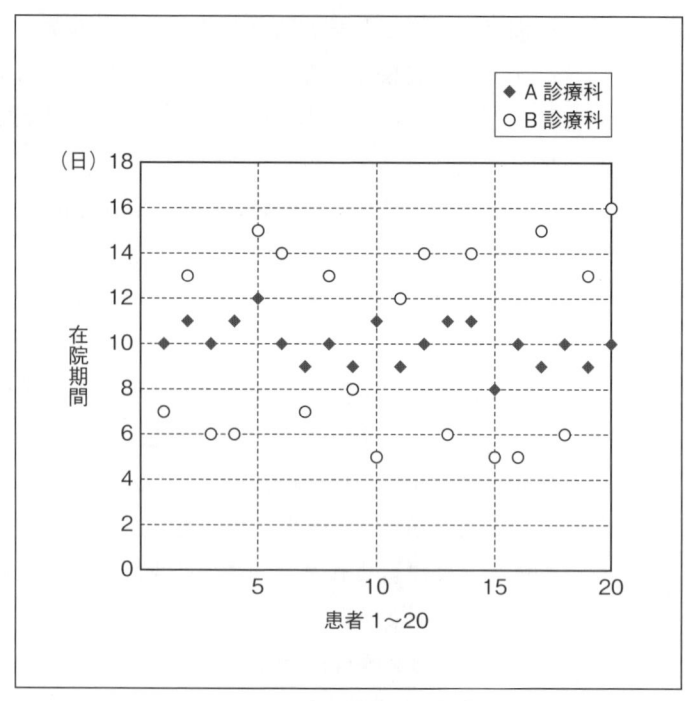

図5-1　在院期間の比較①

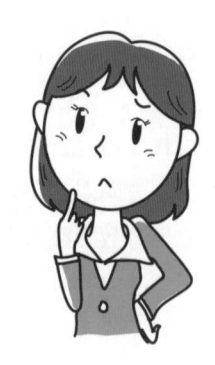

あれっ？
平均値はどちらも10日なのに，B診療科には10日前後で退院する人が，1人もいない…。

136

3 うそにならないために

　平均値が意味を持つのはデータの分布が原則として正規分布が条件です。
　前述した例ではA診療科のように「同じような患者」が集まっている場合，平均値という数値が意味を持ちます。つまり，A診療科の患者は条件を満たしていますが，B診療科はそうではなさそうです。さらにB診療科の患者はもう少しグループが分けられるように思えます。
　そこで，B診療科の患者に対して10日を中心に10日未満の患者を1，10日以上の患者を2として分割してみたのが**表5-2**です。
　この結果からわかるように，B診療科には，平均在院期間が6日を中心とした患者と，14日を中心とした患者が混在している，という見方ができそうです。そのプロット図（**図5-2**）や在院期間の出現頻度（**表5-3**），さらには，そのヒストグラム（2峰性がある，**図5-3**）を見ると一目瞭然です。少なくとも在院期間という数値のみで判断する限り，明らかに複数の要素をもつ患者が存在すると考えられます。
　もちろん，より詳細に分析すれば，もっといろいろな要素があるかもしれませんが，いずれにしても，B診療科に含まれる患者については，「普通は10日前後で退院する」という平均値のみの結論に結びつけるのは誤りで，例えば，「通常は6日前後で退院するが，○○の要素がある患者については，14日が中心となっているようだ」，または「2種類の疾病構造があり，△△の患者は6日を中心に，○○の患者は14日を中心に在院期間が集中している」等という結論の方が適切でしょう。○○や△△の要素は例えば症病名，手術の有無や合併症の有無，治療法や年齢差などいろいろなものが考えられるでしょう。

表5-2 在院期間の比較②

患者	在院期間（日）	
	B診療科1	B診療科2
患者1	7	
患者2		13
患者3	6	
患者4	6	
患者5		15
患者6		14
患者7	7	
患者8		13
患者9	8	
患者10	5	
患者11		12
患者12		14
患者13	6	
患者14		14
患者15	5	
患者16	5	
患者17		15
患者18	6	
患者19		13
患者20		16
在院期間合計	61	139
平均値	6.1	13.9

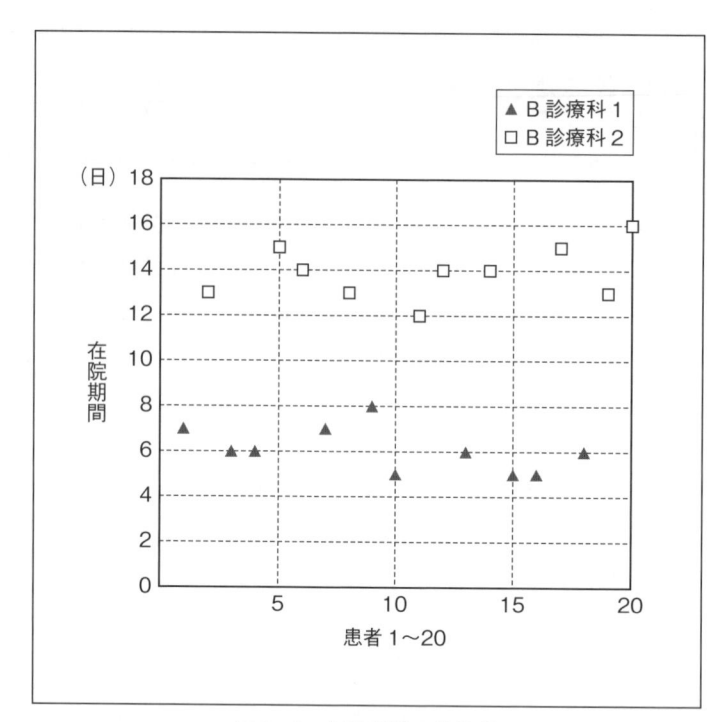

図5-2 在院期間の比較②

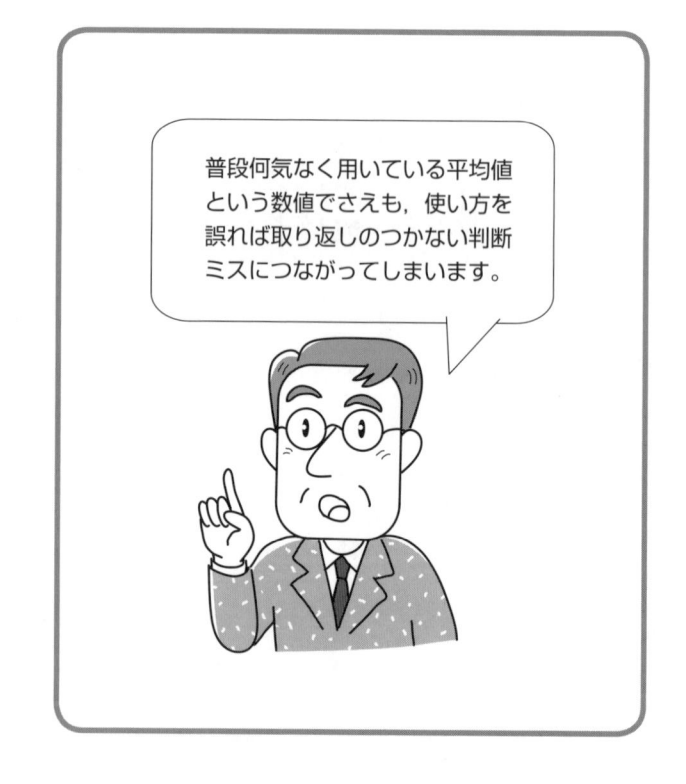

> 普段何気なく用いている平均値という数値でさえも，使い方を誤れば取り返しのつかない判断ミスにつながってしまいます。

表5-3　B診療科の在院期間の出現頻度

在院期間	度数（人）
5日	3
6日	4
7日	2
8日	1
9日	0
10日	0
11日	0
12日	1
13日	3
14日	3
15日	2
16日	1

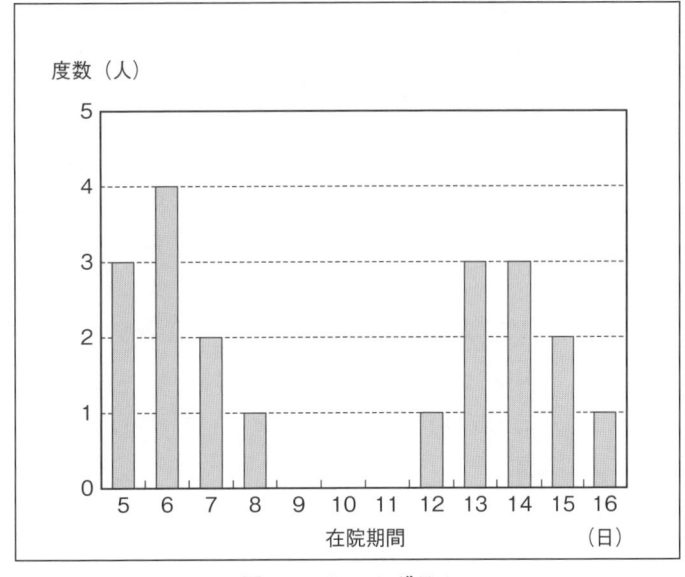

図5-3　ヒストグラム

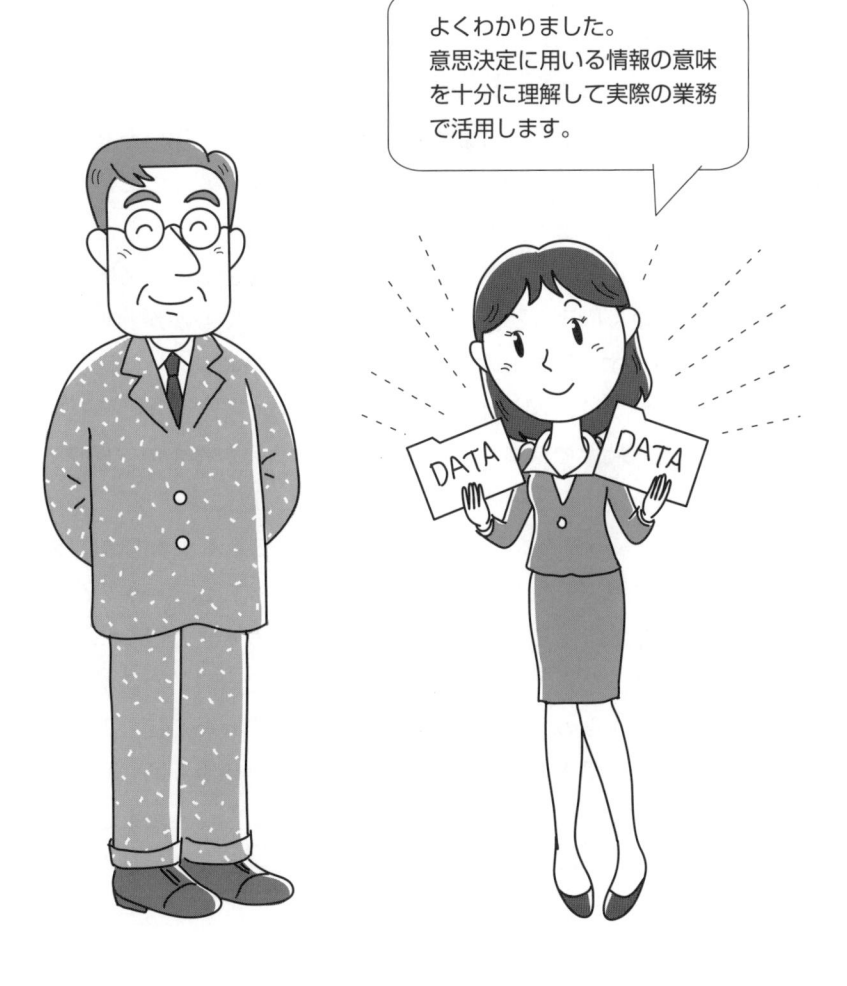

> よくわかりました。意思決定に用いる情報の意味を十分に理解して実際の業務で活用します。

4 数値にだまされないために

　ここでは，データ（患者）を代表する平均値を例に誤りを犯さないために注意すべき点を述べます。いくつか注意すべき要点をまとめてみましょう。

　最も大切なことは，データを代表する数値を考える時，必ずそのデータの分布（ばらつき）を考えることが必要だということです。
　そのためには，グラフを書いてみる，もしくはグラフをイメージすることが近道です。
　特に最近は表計算ソフトや業務システムが簡単に平均値等を計算して結果だけを示すことが多いので，本当にそうなのかと再考することも必要です。
　まとめとして，平均値，中央値，最頻値を例として，似たような計算結果が得られても，本当はかなり異なるデータであることを示してみます。
　表5-4は，A診療科の患者25人の在院期間の分布を示します。同様に**表5-5**，**表5-6**は，B診療科，C診療科のデータです。
　これらの患者の平均値はすべて5.0日となります。さらに，表5-4，表5-6は，中央値，最頻値も5となっています。これらのデータを用いたヒストグラムをみれば，在院期間を代表する5.0日というデータが同様に扱ってよいわけではないということに気づくと思います。**図5-5**（ヒストグラム2）をみると，実際には在院期間が5日の人は最も少ないレベルです。さらに，**図5-6**のヒストグラムは，平均値も中央値も最頻値も図5-4と同じ数値となっているにもかかわらず，同じ性質にはみえないと思います。図5-6のヒストグラムは，最頻値5日は同じでも極端に突出していることがわかり，図5-4よりも5日という数値がより強い意味を持つことがわかるでしょう。最近ではクリティカルパスの導入が盛んで，図5-6のヒストグラムのような傾向を示すことが多くなっています。逆に言うと，この場合は，5日以外の患者はどうして5日でないのかが問題になってくるかもしれません。
　このように，単純に計算して得られる数値であってもデータの分布やばらつきの範囲を評価して意思決定をすることが求められるのです。さらに，これらのヒストグラムの対象となった患者について，すでに学んだ一般的な統計数値を**表5-7**に記しておきます。これらの数値でヒストグラムの意味もなるほどと思わせるものがあるでしょう。すでに学んだように，標準偏差，変動係数から，図5-6に示すデータが最もばらつきが少ないこと，図5-5のデータはばらつきが大きく平均値はあてにならないなどがわかれば，一歩理解が深まったといえるのではないでしょうか。

このように，データを集めて統計処理を行い，可視化を行うことによってデータの性質をつかむことも大事です。しかし，すべてのデータを可視化して判断することは手間もかかるので，やはり，統計処理によって得られた数値がどのような性質を持っているのか，統計的な知識と経験を得て事前にイメージできることが大切でしょう。

表5-4　A診療科の在院期間の分布

患者	在院期間
患者1	2
患者2	3
患者3	4
患者4	5
患者5	6
患者6	7
患者7	8
患者8	9
患者9	3
患者10	4
患者11	5
患者12	6
患者13	7
患者14	4
患者15	5
患者16	6
患者17	7
患者18	5
患者19	6
患者20	1
患者21	2
患者22	3
患者23	4
患者24	5
患者25	8
在院期間合計	125
平均	5.0
中央値	5.0
最頻値	5.0

表5-5　B診療科の在院期間の分布

患者	在院期間
患者1	4
患者2	4
患者3	4
患者4	6
患者5	6
患者6	6
患者7	1
患者8	9
患者9	3
患者10	3
患者11	8
患者12	8
患者13	7
患者14	7
患者15	7
患者16	7
患者17	3
患者18	3
患者19	2
患者20	2
患者21	3
患者22	7
患者23	3
患者24	7
患者25	5
在院期間合計	125
平均	5.0
中央値	5.0
最頻値	3.0

表5-6　C診療科の在院期間の分布

患者	在院期間
患者1	5
患者2	5
患者3	5
患者4	5
患者5	5
患者6	5
患者7	5
患者8	5
患者9	5
患者10	5
患者11	5
患者12	3
患者13	4
患者14	6
患者15	5
患者16	4
患者17	5
患者18	5
患者19	5
患者20	5
患者21	6
患者22	5
患者23	5
患者24	6
患者25	6
在院期間合計	125
平均	5.0
中央値	5.0
最頻値	5.0

表5-7 ヒストグラム1から3までの統計数値のまとめ

	平均値	中央値	最頻値	分散	標準偏差	変動係数
ヒストグラム1	5	5	5	4	2	0.40
ヒストグラム2	5	5	3	4.88	2.20	0.45
ヒストグラム3	5	5	5	0.4	0.63	0.12

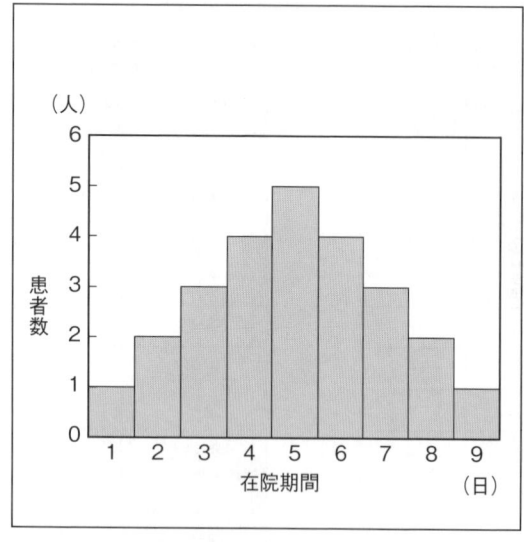

図5-4 ヒストグラム1

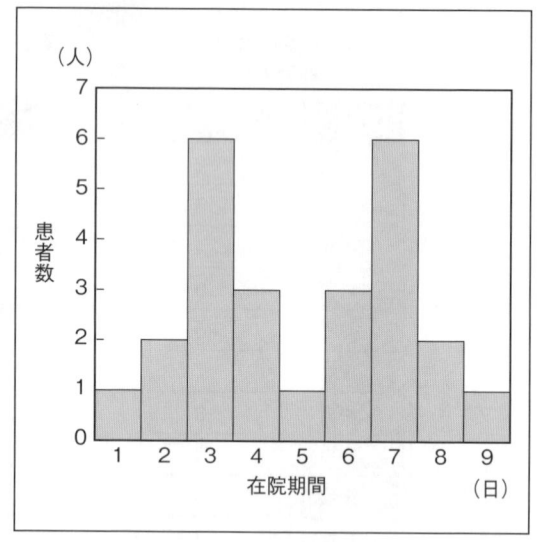

図5-5 ヒストグラム2

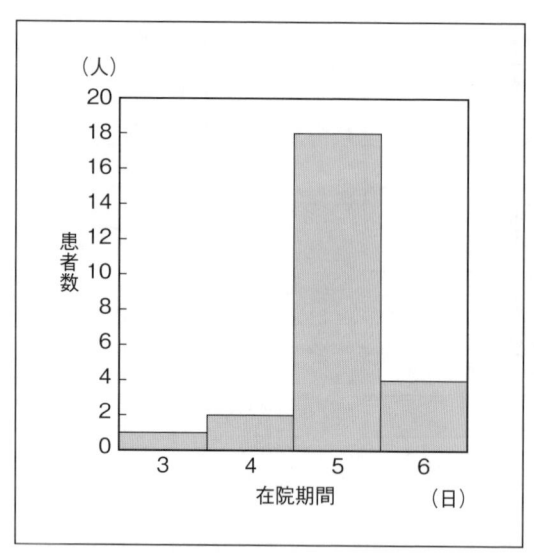

図5-6 ヒストグラム3

統計数値表

表1 正規分布の上側確率 ・・・・・・・・・・・ *144*
表2 t 分布のパーセント点 ・・・・・・・・・ *145*
表3 χ^2 分布のパーセント点 ・・・・・・・・ *146*
表4 F分布のパーセント点 ・・・・・・・・・ *148*

表1　正規分布の上側確率

$$Q(u) = 1 - \Phi(u) = \int_u^\infty \phi(u)\, du$$

u	.00	.01	.02	.03	.04	.05	.06	.07	.08	.09
.0	.50000	.49601	.49202	.48803	.48405	.48006	.47608	.47210	.46812	.46414
.1	.46017	.45620	.45224	.44828	.44433	.44038	.43644	.43251	.42858	.42465
.2	.42074	.41683	.41294	.40905	.40517	.40129	.39743	.39358	.38974	.38591
.3	.38209	.37828	.37448	.37070	.36693	.36317	.35942	.35569	.35197	.34827
.4	.34458	.34090	.33724	.33360	.32997	.32636	.32276	.31918	.31561	.31207
.5	.30854	.30503	.30153	.29806	.29460	.29116	.28774	.28434	.28096	.27760
.6	.27425	.27093	.26763	.26435	.26109	.25785	.25463	.25143	.24825	.24510
.7	.24196	.23885	.23576	.23270	.22965	.22663	.22363	.22065	.21770	.21476
.8	.21186	.20897	.20611	.20327	.20045	.19766	.19489	.19215	.18943	.18673
.9	.18406	.18141	.17879	.17619	.17361	.17106	.16853	.16602	.16354	.16109
1.0	.15866	.15625	.15386	.15151	.14917	.14686	.14457	.14231	.14007	.13786
1.1	.13567	.13350	.13136	.12924	.12714	.12507	.12302	.12100	.11900	.11702
1.2	.11507	.11314	.11123	.10935	.10749	.10565	.10383	.10204	.10027	.098525
1.3	.096800	.095098	.093418	.091759	.090123	.088508	.086915	.085343	.083793	.082264
1.4	.080757	.079270	.077804	.076359	.074934	.073529	.072145	.070781	.069437	.068112
1.5	.066807	.065522	.064255	.063008	.061780	.060571	.059380	.058208	.057053	.055917
1.6	.054799	.053699	.052616	.051551	.050503	.049471	.048457	.047460	.046479	.045514
1.7	.044565	.043633	.042716	.041815	.040930	.040059	.039204	.038364	.037538	.036727
1.8	.035930	.035148	.034380	.033625	.032884	.032157	.031443	.030742	.030054	.029379
1.9	.028717	.028067	.027429	.026803	.026190	.025588	.024998	.024419	.023852	.023295
2.0	.022750	.022216	.021692	.021178	.020675	.020182	.019699	.019226	.018763	.018309
2.1	.017864	.017429	.017003	.016586	.016177	.015778	.015386	.015003	.014629	.014262
2.2	.013903	.013553	.013209	.012874	.012545	.012224	.011911	.011604	.011304	.011011
2.3	.010724	.010444	.010170	$.0^2$99031	$.0^2$96419	$.0^2$93867	$.0^2$91375	$.0^2$88940	$.0^2$86563	$.0^2$84242
2.4	$.0^2$81975	$.0^2$79763	$.0^2$77603	$.0^2$75494	$.0^2$73436	$.0^2$71428	$.0^2$69469	$.0^2$67557	$.0^2$65691	$.0^2$63872
2.5	$.0^2$62097	$.0^2$60366	$.0^2$58677	$.0^2$57031	$.0^2$55426	$.0^2$53861	$.0^2$52336	$.0^2$50849	$.0^2$49400	$.0^2$47988
2.6	$.0^2$46612	$.0^2$45271	$.0^2$43965	$.0^2$42692	$.0^2$41453	$.0^2$40246	$.0^2$39070	$.0^2$37926	$.0^2$36811	$.0^2$35726
2.7	$.0^2$34670	$.0^2$33642	$.0^2$32641	$.0^2$31667	$.0^2$30720	$.0^2$29798	$.0^2$28901	$.0^2$28028	$.0^2$27179	$.0^2$26354
2.8	$.0^2$25551	$.0^2$24771	$.0^2$24012	$.0^2$23274	$.0^2$22557	$.0^2$21860	$.0^2$21182	$.0^2$20524	$.0^2$19884	$.0^2$19262
2.9	$.0^2$18658	$.0^2$18071	$.0^2$17502	$.0^2$16948	$.0^2$16411	$.0^2$15889	$.0^2$15382	$.0^2$14890	$.0^2$14412	$.0^2$13949
3.0	$.0^2$13499	$.0^2$13062	$.0^2$12639	$.0^2$12228	$.0^2$11829	$.0^2$11442	$.0^2$11067	$.0^2$10703	$.0^2$10350	$.0^2$10008
3.1	$.0^3$96760	$.0^3$93544	$.0^3$90426	$.0^3$87403	$.0^3$84474	$.0^3$81635	$.0^3$78885	$.0^3$76219	$.0^3$73638	$.0^3$71136
3.2	$.0^3$68714	$.0^3$66367	$.0^3$64095	$.0^3$61895	$.0^3$59765	$.0^3$57703	$.0^3$55706	$.0^3$53774	$.0^3$51904	$.0^3$50094
3.3	$.0^3$48342	$.0^3$46648	$.0^3$45009	$.0^3$43423	$.0^3$41889	$.0^3$40406	$.0^3$38971	$.0^3$37584	$.0^3$36243	$.0^3$34946
3.4	$.0^3$33693	$.0^3$32481	$.0^3$31311	$.0^3$30179	$.0^3$29086	$.0^3$28029	$.0^3$27009	$.0^3$26023	$.0^3$25071	$.0^3$24151
3.5	$.0^3$23263	$.0^3$22405	$.0^3$21577	$.0^3$20778	$.0^3$20006	$.0^3$19262	$.0^3$18543	$.0^3$17849	$.0^3$17180	$.0^3$16534
3.6	$.0^3$15911	$.0^3$15310	$.0^3$14730	$.0^3$14171	$.0^3$13632	$.0^3$13112	$.0^3$12611	$.0^3$12128	$.0^3$11662	$.0^3$11213
3.7	$.0^3$10780	$.0^3$10363	$.0^4$99611	$.0^4$95740	$.0^4$92010	$.0^4$88417	$.0^4$84957	$.0^4$81624	$.0^4$78414	$.0^4$75324
3.8	$.0^4$72348	$.0^4$69483	$.0^4$66726	$.0^4$64072	$.0^4$61517	$.0^4$59059	$.0^4$56694	$.0^4$54418	$.0^4$52228	$.0^4$50122
3.9	$.0^4$48096	$.0^4$46148	$.0^4$44274	$.0^4$42473	$.0^4$40741	$.0^4$39076	$.0^4$37475	$.0^4$35936	$.0^4$34458	$.0^4$33037
4.0	$.0^4$31671	$.0^4$30359	$.0^4$29099	$.0^4$27888	$.0^4$26726	$.0^4$25609	$.0^4$24536	$.0^4$23507	$.0^4$22518	$.0^4$21569
4.1	$.0^4$20658	$.0^4$19783	$.0^4$18944	$.0^4$18138	$.0^4$17365	$.0^4$16624	$.0^4$15912	$.0^4$15230	$.0^4$14575	$.0^4$13948
4.2	$.0^4$13346	$.0^4$12769	$.0^4$12215	$.0^4$11685	$.0^4$11176	$.0^4$10689	$.0^4$10221	$.0^5$97736	$.0^5$93447	$.0^5$89337
4.3	$.0^5$85399	$.0^5$81627	$.0^5$78015	$.0^5$74555	$.0^5$71241	$.0^5$68069	$.0^5$65031	$.0^5$62123	$.0^5$59340	$.0^5$56675
4.4	$.0^5$54125	$.0^5$51685	$.0^5$49350	$.0^5$47117	$.0^5$44979	$.0^5$42935	$.0^5$40980	$.0^5$39110	$.0^5$37322	$.0^5$35612
4.5	$.0^5$33977	$.0^5$32414	$.0^5$30920	$.0^5$29492	$.0^5$28127	$.0^5$26823	$.0^5$25577	$.0^5$24386	$.0^5$23249	$.0^5$22162
4.6	$.0^5$21125	$.0^5$20133	$.0^5$19187	$.0^5$18283	$.0^5$17420	$.0^5$16597	$.0^5$15810	$.0^5$15060	$.0^5$14344	$.0^5$13660
4.7	$.0^5$13008	$.0^5$12386	$.0^5$11792	$.0^5$11226	$.0^5$10686	$.0^5$10171	$.0^6$96796	$.0^6$92113	$.0^6$87648	$.0^6$83391
4.8	$.0^6$79333	$.0^6$75465	$.0^6$71779	$.0^6$68267	$.0^6$64920	$.0^6$61731	$.0^6$58693	$.0^6$55799	$.0^6$53043	$.0^6$50418
4.9	$.0^6$47918	$.0^6$45538	$.0^6$43272	$.0^6$41115	$.0^6$39061	$.0^6$37107	$.0^6$35247	$.0^6$33476	$.0^6$31792	$.0^6$30190

$u=0.00 \sim 4.99$ に対する，正規分布の上側確率 $Q(u)$ を与える．

例：$u=3.18$ に対しては，左の見出し3.1と上の見出し.08との交差点で，$Q(u)=.0^3 73638=0.00073638$ と読む．

$u=1.96$ に対して $Q(u)=.024998$，$u=2.58$ に対して $Q(u)=.0^2 49400=0.0049400$ となる．

分布の両側確率を考えるとき，これらは，それぞれ $2Q(u)=0.049996 \fallingdotseq 0.05$，$0.00988 \fallingdotseq 0.01$ に対応する．

(統計数値表編集委員会編：簡約統計数値表，日本規格協会，1977)

表2 t 分布のパーセント点

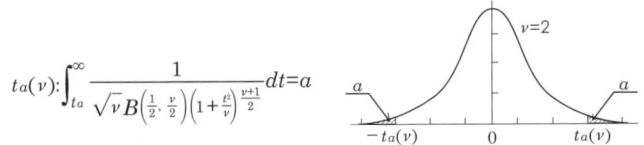

$$t_a(\nu): \int_{t_a}^{\infty} \frac{1}{\sqrt{\nu} B\left(\frac{1}{2}, \frac{\nu}{2}\right)\left(1+\frac{t^2}{\nu}\right)^{\frac{\nu+1}{2}}} dt = a$$

ν \ a (2a)	.250 (.500)	.200 (.400)	.150 (.300)	.100 (.200)	.050 (.100)	.025 (.050)	.010 (.020)	.005 (.010)	.0005 (.0010)
1	1.000	1.376	1.963	3.078	6.314	12.706	31.821	63.657	636.619
2	.816	1.061	1.386	1.886	2.920	4.303	6.965	9.925	31.599
3	.765	.978	1.250	1.638	2.353	3.182	4.541	5.841	12.924
4	.741	.941	1.190	1.533	2.132	2.776	3.747	4.604	8.610
5	.727	.920	1.156	1.476	2.015	2.571	3.365	4.032	6.869
6	.718	.906	1.134	1.440	1.943	2.447	3.143	3.707	5.959
7	.711	.896	1.119	1.415	1.895	2.365	2.998	3.499	5.408
8	.706	.889	1.108	1.397	1.860	2.306	2.896	3.355	5.041
9	.703	.883	1.100	1.383	1.833	2.262	2.821	3.250	4.781
10	.700	.879	1.093	1.372	1.812	2.228	2.764	3.169	4.587
11	.697	.876	1.088	1.363	1.796	2.201	2.718	3.106	4.437
12	.695	.873	1.083	1.356	1.782	2.179	2.681	3.055	4.318
13	.694	.870	1.079	1.350	1.771	2.160	2.650	3.012	4.221
14	.692	.868	1.076	1.345	1.761	2.145	2.624	2.977	4.140
15	.691	.866	1.074	1.341	1.753	2.131	2.602	2.947	4.073
16	.690	.865	1.071	1.337	1.746	2.120	2.583	2.921	4.015
17	.689	.863	1.069	1.333	1.740	2.110	2.567	2.898	3.965
18	.688	.862	1.067	1.330	1.734	2.101	2.552	2.878	3.922
19	.688	.861	1.066	1.328	1.729	2.093	2.539	2.861	3.883
20	.687	.860	1.064	1.325	1.725	2.086	2.528	2.845	3.850
21	.686	.859	1.063	1.323	1.721	2.080	2.518	2.831	3.819
22	.686	.858	1.061	1.321	1.717	2.074	2.508	2.819	3.792
23	.685	.858	1.060	1.319	1.714	2.069	2.500	2.807	3.768
24	.685	.857	1.059	1.318	1.711	2.064	2.492	2.797	3.745
25	.684	.856	1.058	1.316	1.708	2.060	2.485	2.787	3.725
26	.684	.856	1.058	1.315	1.706	2.056	2.479	2.779	3.707
27	.684	.855	1.057	1.314	1.703	2.052	2.473	2.771	3.690
28	.683	.855	1.056	1.313	1.701	2.048	2.467	2.763	3.674
29	.683	.854	1.055	1.311	1.699	2.045	2.462	2.756	3.659
30	.683	.854	1.055	1.310	1.697	2.042	2.457	2.750	3.646
31	.682	.853	1.054	1.309	1.696	2.040	2.453	2.744	3.633
32	.682	.853	1.054	1.309	1.694	2.037	2.449	2.738	3.622
33	.682	.853	1.053	1.308	1.692	2.035	2.445	2.733	3.611
34	.682	.852	1.052	1.307	1.691	2.032	2.441	2.728	3.601
35	.682	.852	1.052	1.306	1.690	2.030	2.438	2.724	3.591
36	.681	.852	1.052	1.306	1.688	2.028	2.434	2.719	3.582
37	.681	.851	1.051	1.305	1.687	2.026	2.431	2.715	3.574
38	.681	.851	1.051	1.304	1.686	2.024	2.429	2.712	3.566
39	.681	.851	1.050	1.304	1.685	2.023	2.426	2.708	3.558
40	.681	.851	1.050	1.303	1.684	2.021	2.423	2.704	3.551
41	.681	.850	1.050	1.303	1.683	2.020	2.421	2.701	3.544
42	.680	.850	1.049	1.302	1.682	2.018	2.418	2.698	3.538
43	.680	.850	1.049	1.302	1.681	2.017	2.416	2.695	3.532
44	.680	.850	1.049	1.301	1.680	2.015	2.414	2.692	3.526
45	.680	.850	1.049	1.301	1.679	2.014	2.412	2.690	3.520
46	.680	.850	1.048	1.300	1.679	2.013	2.410	2.687	3.515
47	.680	.849	1.048	1.300	1.678	2.012	2.408	2.685	3.510
48	.680	.849	1.048	1.299	1.677	2.011	2.407	2.682	3.505
49	.680	.849	1.048	1.299	1.677	2.010	2.405	2.680	3.500
50	.679	.849	1.047	1.299	1.676	2.009	2.403	2.678	3.496
60	.679	.848	1.045	1.296	1.671	2.000	2.390	2.660	3.460
80	.678	.846	1.043	1.292	1.664	1.990	2.374	2.639	3.416
120	.677	.845	1.041	1.289	1.658	1.980	2.358	2.617	3.373
240	.676	.843	1.039	1.285	1.651	1.970	2.342	2.596	3.332
∞	.674	.842	1.036	1.282	1.645	1.960	2.326	2.576	3.291

自由度 $\nu=1(1)50$, 60, 80, 120, 240, ∞ の t 分布について，特定の片側確率 a（両側では $2a$）に対応する t の値を与える．これを t 分布の $100a$ パーセント点とよび，$t_a(\nu)$ で表す．$\nu=\infty$ のときの値は，正規分布のパーセント点と一致する．

例：自由度 $\nu=20$ の両側5パーセント点（$a=0.025$）は，$t_{0.025}(20)=2.086$ である．

(統計数値表編集委員会編：簡約統計数値表，日本規格協会，1977)

表3 χ² 分布のパーセント点

$$\chi_a^2(\nu) : \int_{\chi_a^2}^{\infty} \frac{1}{2\Gamma\left(\frac{\nu}{2}\right)} \left(\frac{\chi^2}{2}\right)^{\frac{\nu}{2}-1} e^{-\frac{\chi^2}{2}} d\chi^2 = a$$

ν \ a	.995	.990	.975	.950	.900	.800	.700	.600	.500
1	.0⁴392704	.0³157088	.0³982069	.0²393214	.0157908	.0641848	.148472	.274996	.454936
2	.0100251	.0201007	.0506356	.102587	.210721	.446287	.713350	1.02165	1.38629
3	.0717218	.114832	.215795	.351846	.584374	1.00517	1.42365	1.86917	2.36597
4	.206989	.297109	.484419	.710723	1.06362	1.64878	2.19470	2.75284	3.35669
5	.411742	.554298	.831212	1.14548	1.61031	2.34253	2.99991	3.65550	4.35146
6	.675727	.872090	1.23734	1.63538	2.20413	3.07009	3.82755	4.57015	5.34812
7	.989256	1.23904	1.68987	2.16735	2.83311	3.82232	4.67133	5.49323	6.34581
8	1.34441	1.64650	2.17973	2.73264	3.48954	4.59357	5.52742	6.42265	7.34412
9	1.73493	2.08790	2.70039	3.32511	4.16816	5.38005	6.39331	7.35703	8.34283
10	2.15586	2.55821	3.24697	3.94030	4.86518	6.17908	7.26722	8.29547	9.34182
11	2.60322	3.05348	3.81575	4.57481	5.57778	6.98867	8.14787	9.23729	10.3410
12	3.07382	3.57057	4.40379	5.22603	6.30380	7.80733	9.03428	10.1820	11.3403
13	3.56503	4.10692	5.00875	5.89186	7.04150	8.63386	9.92568	11.1291	12.3398
14	4.07467	4.66043	5.62873	6.57063	7.78953	9.46733	10.8215	12.0785	13.3393
15	4.60092	5.22935	6.26214	7.26094	8.54676	10.3070	11.7212	13.0297	14.3389
16	5.14221	5.81221	6.90766	7.96165	9.31224	11.1521	12.6243	13.9827	15.3385
17	5.69722	6.40776	7.56419	8.67176	10.0852	12.0023	13.5307	14.9373	16.3382
18	6.26480	7.01491	8.23075	9.39046	10.8649	12.8570	14.4399	15.8932	17.3379
19	6.84397	7.63273	8.90652	10.1170	11.6509	13.7158	15.3517	16.8504	18.3377
20	7.43384	8.26040	9.59078	10.8508	12.4426	14.5784	16.2659	17.8088	19.3374
21	8.03365	8.89720	10.2829	11.5913	13.2396	15.4446	17.1823	18.7683	20.3372
22	8.64272	9.54249	10.9823	12.3380	14.0415	16.3140	18.1007	19.7288	21.3370
23	9.26042	10.1957	11.6886	13.0905	14.8480	17.1865	19.0211	20.6902	22.3369
24	9.88623	10.8564	12.4012	13.8484	15.6587	18.0618	19.9432	21.6525	23.3367
25	10.5197	11.5240	13.1197	14.6114	16.4734	18.9398	20.8670	22.6156	24.3366
26	11.1602	12.1981	13.8439	15.3792	17.2919	19.8202	21.7924	23.5794	25.3365
27	11.8076	12.8785	14.5734	16.1514	18.1139	20.7030	22.7192	24.5440	26.3363
28	12.4613	13.5647	15.3079	16.9279	18.9392	21.5880	23.6475	25.5093	27.3362
29	13.1211	14.2565	16.0471	17.7084	19.7677	22.4751	24.5770	26.4751	28.3361
30	13.7867	14.9535	16.7908	18.4927	20.5992	23.3641	25.5078	27.4416	29.3360
31	14.4578	15.6555	17.5387	19.2806	21.4336	24.2551	26.4397	28.4087	30.3359
32	15.1340	16.3622	18.2908	20.0719	22.2706	25.1478	27.3728	29.3763	31.3359
33	15.8153	17.0735	19.0467	20.8665	23.1102	26.0422	28.3069	30.3444	32.3358
34	16.5013	17.7891	19.8063	21.6643	23.9523	26.9383	29.2421	31.3130	33.3357
35	17.1918	18.5089	20.5694	22.4650	24.7967	27.8359	30.1782	32.2821	34.3356
36	17.8867	19.2327	21.3359	23.2686	25.6433	28.7350	31.1152	33.2517	35.3356
37	18.5858	19.9602	22.1056	24.0749	26.4921	29.6355	32.0532	34.2216	36.3355
38	19.2889	20.6914	22.8785	24.8839	27.3430	30.5373	32.9919	35.1920	37.3355
39	19.9959	21.4262	23.6543	25.6954	28.1958	31.4405	33.9315	36.1628	38.3354
40	20.7065	22.1643	24.4330	26.5093	29.0505	32.3450	34.8719	37.1340	39.3353
50	27.9907	29.7067	32.3574	34.7643	37.6886	41.4492	44.3133	46.8638	49.3349
60	35.5345	37.4849	40.4817	43.1880	46.4589	50.6406	53.8091	56.6200	59.3347
70	43.2752	45.4417	48.7576	51.7393	55.3289	59.8978	63.3460	66.3961	69.3345
80	51.1719	53.5401	57.1532	60.3915	64.2778	69.2069	72.9153	76.1879	79.3343
90	59.1963	61.7541	65.6466	69.1260	73.2911	78.5584	82.5111	85.9925	89.3342
100	67.3276	70.0649	74.2219	77.9295	82.3581	87.9453	92.1289	95.8078	99.3341
120	83.8516	86.9233	91.5726	95.7046	100.624	106.806	111.419	115.465	119.334
140	100.655	104.034	109.137	113.659	119.029	125.758	130.766	135.149	139.334
160	117.679	121.346	126.870	131.756	137.546	144.783	150.158	154.856	159.334
180	134.884	138.820	144.741	149.969	156.153	163.868	169.588	174.580	179.334
200	152.241	156.432	162.728	168.279	174.835	183.003	189.049	194.319	199.334
240	187.324	191.990	198.984	205.135	212.386	221.394	228.046	233.835	239.334

自由度 $\nu=1(1)40(10)100(20)200(40)240$ の χ^2 分布について,特定の上側確率 a に対応する χ^2 の値を与える.これを χ^2 分布の $100a$ パーセント点とよび,$\chi_a^2(\nu)$ で表す.

例1:$\nu=20$,$a=0.05$ に対しては,$\chi_{0.05}^2(20)=31.4104$ を得る.

統計数値表

ν \ α	.400	.300	.200	.100	.050	.025	.010	.005	.001
1	.708326	1.07419	1.64237	2.70554	3.84146	5.02389	6.63490	7.87944	10.8276
2	1.83258	2.40795	3.21888	4.60517	5.99146	7.37776	9.21034	10.5966	13.8155
3	2.94617	3.66487	4.64163	6.25139	7.81473	9.34840	11.3449	12.8382	16.2662
4	4.04463	4.87843	5.98862	7.77944	9.48773	11.1433	13.2767	14.8603	18.4668
5	5.13187	6.06443	7.28928	9.23636	11.0705	12.8325	15.0863	16.7496	20.5150
6	6.21076	7.23114	8.55806	10.6446	12.5916	14.4494	16.8119	18.5476	22.4577
7	7.28321	8.38343	9.80325	12.0170	14.0671	16.0128	18.4753	20.2777	24.3219
8	8.35053	9.52446	11.0301	13.3616	15.5073	17.5345	20.0902	21.9550	26.1245
9	9.41364	10.6564	12.2421	14.6837	16.9190	19.0228	21.6660	23.5894	27.8772
10	10.4732	11.7807	13.4420	15.9872	18.3070	20.4832	23.2093	25.1882	29.5883
11	11.5298	12.8987	14.6314	17.2750	19.6751	21.9200	24.7250	26.7568	31.2641
12	12.5838	14.0111	15.8120	18.5493	21.0261	23.3367	26.2170	28.2995	32.9095
13	13.6356	15.1187	16.9848	19.8119	22.3620	24.7356	27.6882	29.8195	34.5282
14	14.6853	16.2221	18.1508	21.0641	23.6848	26.1189	29.1412	31.3193	36.1233
15	15.7332	17.3217	19.3107	22.3071	24.9958	27.4884	30.5779	32.8013	37.6973
16	16.7795	18.4179	20.4651	23.5418	26.2962	28.8454	31.9999	34.2672	39.2524
17	17.8244	19.5110	21.6146	24.7690	27.5871	30.1910	33.4087	35.7185	40.7902
18	18.8679	20.6014	22.7595	25.9894	28.8693	31.5264	34.8053	37.1565	42.3124
19	19.9102	21.6891	23.9004	27.2036	30.1435	32.8523	36.1909	38.5823	43.8202
20	20.9514	22.7745	25.0375	28.4120	31.4104	34.1696	37.5662	39.9968	45.3147
21	21.9915	23.8578	26.1711	29.6151	32.6706	35.4789	38.9322	41.4011	46.7970
22	23.0307	24.9390	27.3015	30.8133	33.9244	36.7807	40.2894	42.7957	48.2679
23	24.0689	26.0184	28.4288	32.0069	35.1725	38.0756	41.6384	44.1813	49.7282
24	25.1063	27.0960	29.5533	33.1962	36.4150	39.3641	42.9798	45.5585	51.1786
25	26.1430	28.1719	30.6752	34.3816	37.6525	40.6465	44.3141	46.9279	52.6197
26	27.1789	29.2463	31.7946	35.5632	38.8851	41.9232	45.6417	48.2899	54.0520
27	28.2141	30.3193	32.9117	36.7412	40.1133	43.1945	46.9629	49.6449	55.4760
28	29.2486	31.3909	34.0266	37.9159	41.3371	44.4608	48.2782	50.9934	56.8923
29	30.2825	32.4612	35.1394	39.0875	42.5570	45.7223	49.5879	52.3356	58.3012
30	31.3159	33.5302	36.2502	40.2560	43.7730	46.9792	50.8922	53.6720	59.7031
31	32.3486	34.5981	37.3591	41.4217	44.9853	48.2319	52.1914	55.0027	61.0983
32	33.3809	35.6649	38.4663	42.5847	46.1943	49.4804	53.4858	56.3281	62.4872
33	34.4126	36.7307	39.5718	43.7452	47.3999	50.7251	54.7755	57.6484	63.8701
34	35.4438	37.7954	40.6756	44.9032	48.6024	51.9660	56.0609	58.9639	65.2472
35	36.4746	38.8591	41.7780	46.0588	49.8018	53.2033	57.3421	60.2748	66.6188
36	37.5049	39.9220	42.8788	47.2122	50.9985	54.4373	58.6192	61.5812	67.9852
37	38.5348	40.9839	43.9782	48.3634	52.1923	55.6680	59.8925	62.8833	69.3465
38	39.5643	42.0451	45.0763	49.5126	53.3835	56.8955	61.1621	64.1814	70.7029
39	40.5935	43.1053	46.1730	50.6598	54.5722	58.1201	62.4281	65.4756	72.0547
40	41.6222	44.1649	47.2685	51.8051	55.7585	59.3417	63.6907	66.7660	73.4020
50	51.8916	54.7228	58.1638	63.1671	67.5048	71.4202	76.1539	79.4900	86.6608
60	62.1348	65.2265	68.9721	74.3970	79.0819	83.2977	88.3794	91.9517	99.6072
70	72.3583	75.6893	79.7146	85.5270	90.5312	95.0232	100.425	104.215	112.317
80	82.5663	86.1197	90.4053	96.5782	101.879	106.629	112.329	116.321	124.839
90	92.7614	96.5238	101.054	107.565	113.145	118.136	124.116	128.299	137.208
100	102.946	106.906	111.667	118.498	124.342	129.561	135.807	140.169	149.449
120	123.289	127.616	132.806	140.233	146.567	152.211	158.950	163.648	173.617
140	143.604	148.269	153.854	161.827	168.613	174.648	181.840	186.847	197.451
160	163.898	168.876	174.828	183.311	190.516	196.915	204.530	209.824	221.019
180	184.173	189.446	195.743	204.704	212.304	219.044	227.056	232.620	244.370
200	204.434	209.985	216.609	226.021	233.994	241.058	249.445	255.264	267.541
240	244.918	250.988	258.218	268.471	277.138	284.802	293.888	300.182	313.437

$\nu>40$ で表にない自由度に対しては，χ^2/ν に関して ν の逆数補間で求める．

例2：$\nu=45$, $\alpha=0.05$ に対しては

$$p=\left(\frac{1}{45}-\frac{1}{50}\right)\Big/\left(\frac{1}{40}-\frac{1}{50}\right)=0.4444$$

$1/\chi^2_{0.05}(45)=p/\chi^2_{0.05}(40)+(1-p)/\chi^2_{0.05}(50)=0.4444/55.7585+0.5556/67.5048=0.0162=1/61.726$

（統計数値表編集委員会編：簡約統計数値表，日本規格協会，1977）

表4 F分布のパーセント点

$$F_a(\nu_1, \nu_2): \int_{F_a}^{\infty} \frac{1}{B\left(\frac{\nu_1}{2}, \frac{\nu_2}{2}\right)} \nu_1^{\frac{\nu_1}{2}} \nu_2^{\frac{\nu_2}{2}} F^{\frac{\nu_1}{2}-1}(\nu_2+\nu_1 F)^{-\frac{\nu_1+\nu_2}{2}} dF = a$$

$a = 0.1$

$\nu_2 \backslash \nu_1$	1	2	3	4	5	6	7	8	9
1	39.863	49.500	53.593	55.833	57.240	58.204	58.906	59.439	59.858
2	8.526	9.000	9.162	9.243	9.293	9.326	9.349	9.367	9.381
3	5.538	5.462	5.391	5.343	5.309	5.285	5.266	5.252	5.240
4	4.545	4.325	4.191	4.107	4.051	4.010	3.979	3.955	3.936
5	4.060	3.780	3.619	3.520	3.453	3.405	3.368	3.339	3.316
6	3.776	3.463	3.289	3.181	3.108	3.055	3.014	2.983	2.958
7	3.589	3.257	3.074	2.961	2.883	2.827	2.785	2.752	2.725
8	3.458	3.113	2.924	2.806	2.726	2.668	2.624	2.589	2.561
9	3.360	3.006	2.813	2.693	2.611	2.551	2.505	2.469	2.440
10	3.285	2.924	2.728	2.605	2.522	2.461	2.414	2.377	2.347
11	3.225	2.860	2.660	2.536	2.451	2.389	2.342	2.304	2.274
12	3.177	2.807	2.606	2.480	2.394	2.331	2.283	2.245	2.214
13	3.136	2.763	2.560	2.434	2.347	2.283	2.234	2.195	2.164
14	3.102	2.726	2.522	2.395	2.307	2.243	2.193	2.154	2.122
15	3.073	2.695	2.490	2.361	2.273	2.208	2.158	2.119	2.086
16	3.048	2.668	2.462	2.333	2.244	2.178	2.128	2.088	2.055
17	3.026	2.645	2.437	2.308	2.218	2.152	2.102	2.061	2.028
18	3.007	2.624	2.416	2.286	2.196	2.130	2.079	2.038	2.005
19	2.990	2.606	2.397	2.266	2.176	2.109	2.058	2.017	1.984
20	2.975	2.589	2.380	2.249	2.158	2.091	2.040	1.999	1.965
21	2.961	2.575	2.365	2.233	2.142	2.075	2.023	1.982	1.948
22	2.949	2.561	2.351	2.219	2.128	2.060	2.008	1.967	1.933
23	2.937	2.549	2.339	2.207	2.115	2.047	1.995	1.953	1.919
24	2.927	2.538	2.327	2.195	2.103	2.035	1.983	1.941	1.906
25	2.918	2.528	2.317	2.184	2.092	2.024	1.971	1.929	1.895
26	2.909	2.519	2.307	2.174	2.082	2.014	1.961	1.919	1.884
27	2.901	2.511	2.299	2.165	2.073	2.005	1.952	1.909	1.874
28	2.894	2.503	2.291	2.157	2.064	1.996	1.943	1.900	1.865
29	2.887	2.495	2.283	2.149	2.057	1.988	1.935	1.892	1.857
30	2.881	2.489	2.276	2.142	2.049	1.980	1.927	1.884	1.849
31	2.875	2.482	2.270	2.136	2.042	1.973	1.920	1.877	1.842
32	2.869	2.477	2.263	2.129	2.036	1.967	1.913	1.870	1.835
33	2.864	2.471	2.258	2.123	2.030	1.961	1.907	1.864	1.828
34	2.859	2.466	2.252	2.118	2.024	1.955	1.901	1.858	1.822
35	2.855	2.461	2.247	2.113	2.019	1.950	1.896	1.852	1.817
36	2.850	2.456	2.243	2.108	2.014	1.945	1.891	1.847	1.811
37	2.846	2.452	2.238	2.103	2.009	1.940	1.886	1.842	1.806
38	2.842	2.448	2.234	2.099	2.005	1.935	1.881	1.838	1.802
39	2.839	2.444	2.230	2.095	2.001	1.931	1.877	1.833	1.797
40	2.835	2.440	2.226	2.091	1.997	1.927	1.873	1.829	1.793
41	2.832	2.437	2.222	2.087	1.993	1.923	1.869	1.825	1.789
42	2.829	2.434	2.219	2.084	1.989	1.919	1.865	1.821	1.785
43	2.826	2.430	2.216	2.080	1.986	1.916	1.861	1.817	1.781
44	2.823	2.427	2.213	2.077	1.983	1.913	1.858	1.814	1.778
45	2.820	2.425	2.210	2.074	1.980	1.909	1.855	1.811	1.774
46	2.818	2.422	2.207	2.071	1.977	1.906	1.852	1.808	1.771
47	2.815	2.419	2.204	2.068	1.974	1.903	1.849	1.805	1.768
48	2.813	2.417	2.202	2.066	1.971	1.901	1.846	1.802	1.765
49	2.811	2.414	2.199	2.063	1.968	1.898	1.843	1.799	1.763
50	2.809	2.412	2.197	2.061	1.966	1.895	1.840	1.796	1.760
60	2.791	2.393	2.177	2.041	1.946	1.875	1.819	1.775	1.738
80	2.769	2.370	2.154	2.016	1.921	1.849	1.793	1.748	1.711
120	2.748	2.347	2.130	1.992	1.896	1.824	1.767	1.722	1.684
240	2.727	2.325	2.107	1.968	1.871	1.799	1.742	1.696	1.658
∞	2.706	2.303	2.084	1.945	1.847	1.774	1.717	1.670	1.632

上側確率aを0.1, 0.05, 0.025, 0.01, 0.005に指定したときの, 種々の自由度対 (ν_1, ν_2) に対するF分布の100aパーセント点を与える. これを$F_a(\nu_1, \nu_2)$で表す. $\nu_2=\infty$のとき, $F_a(\nu_1, \infty) = \chi_a^2(\nu_1)/\nu_1$となる.

例1： $a=0.1$, $\nu_1=4$, $\nu_2=30$に対しては, $F_{0.1}(4, 30) = 2.142$を得る.

統計数値表

$a=0.1$

10	12	15	20	24	30	40	60	120	∞	v_1 / v_2
60.195	60.705	61.220	61.740	62.002	62.265	62.529	62.794	63.061	63.328	1
9.392	9.408	9.425	9.441	9.450	9.458	9.466	9.475	9.483	9.491	2
5.230	5.216	5.200	5.184	5.176	5.168	5.160	5.151	5.143	5.134	3
3.920	3.896	3.870	3.844	3.831	3.817	3.804	3.790	3.775	3.761	4
3.297	3.268	3.238	3.207	3.191	3.174	3.157	3.140	3.123	3.105	5
2.937	2.905	2.871	2.836	2.818	2.800	2.781	2.762	2.742	2.722	6
2.703	2.668	2.632	2.595	2.575	2.555	2.535	2.514	2.493	2.471	7
2.538	2.502	2.464	2.425	2.404	2.383	2.361	2.339	2.316	2.293	8
2.416	2.379	2.340	2.298	2.277	2.255	2.232	2.208	2.184	2.159	9
2.323	2.284	2.244	2.201	2.178	2.155	2.132	2.107	2.082	2.055	10
2.248	2.209	2.167	2.123	2.100	2.076	2.052	2.026	2.000	1.972	11
2.188	2.147	2.105	2.060	2.036	2.011	1.986	1.960	1.932	1.904	12
2.138	2.097	2.053	2.007	1.983	1.958	1.931	1.904	1.876	1.846	13
2.095	2.054	2.010	1.962	1.938	1.912	1.885	1.857	1.828	1.797	14
2.059	2.017	1.972	1.924	1.899	1.873	1.845	1.817	1.787	1.755	15
2.028	1.985	1.940	1.891	1.866	1.839	1.811	1.782	1.751	1.718	16
2.001	1.958	1.912	1.862	1.836	1.809	1.781	1.751	1.719	1.686	17
1.977	1.933	1.887	1.837	1.810	1.783	1.754	1.723	1.691	1.657	18
1.956	1.912	1.865	1.814	1.787	1.759	1.730	1.699	1.666	1.631	19
1.937	1.892	1.845	1.794	1.767	1.738	1.708	1.677	1.643	1.607	20
1.920	1.875	1.827	1.776	1.748	1.719	1.689	1.657	1.623	1.586	21
1.904	1.859	1.811	1.759	1.731	1.702	1.671	1.639	1.604	1.567	22
1.890	1.845	1.796	1.744	1.716	1.686	1.655	1.622	1.587	1.549	23
1.877	1.832	1.783	1.730	1.702	1.672	1.641	1.607	1.571	1.533	24
1.866	1.820	1.771	1.718	1.689	1.659	1.627	1.593	1.557	1.518	25
1.855	1.809	1.760	1.706	1.677	1.647	1.615	1.581	1.544	1.504	26
1.845	1.799	1.749	1.695	1.666	1.636	1.603	1.569	1.531	1.491	27
1.836	1.790	1.740	1.685	1.656	1.625	1.592	1.558	1.520	1.478	28
1.827	1.781	1.731	1.676	1.647	1.616	1.583	1.547	1.509	1.467	29
1.819	1.773	1.722	1.667	1.638	1.606	1.573	1.538	1.499	1.456	30
1.812	1.765	1.714	1.659	1.630	1.598	1.565	1.529	1.489	1.446	31
1.805	1.758	1.707	1.652	1.622	1.590	1.556	1.520	1.481	1.437	32
1.799	1.751	1.700	1.645	1.615	1.583	1.549	1.512	1.472	1.428	33
1.793	1.745	1.694	1.638	1.608	1.576	1.541	1.505	1.464	1.419	34
1.787	1.739	1.688	1.632	1.601	1.569	1.535	1.497	1.457	1.411	35
1.781	1.734	1.682	1.626	1.595	1.563	1.528	1.491	1.450	1.404	36
1.776	1.729	1.677	1.620	1.590	1.557	1.522	1.484	1.443	1.397	37
1.772	1.724	1.672	1.615	1.584	1.551	1.516	1.478	1.437	1.390	38
1.767	1.719	1.667	1.610	1.579	1.546	1.511	1.473	1.431	1.383	39
1.763	1.715	1.662	1.605	1.574	1.541	1.506	1.467	1.425	1.377	40
1.759	1.710	1.658	1.601	1.569	1.536	1.501	1.462	1.419	1.371	41
1.755	1.706	1.654	1.596	1.565	1.532	1.496	1.457	1.414	1.365	42
1.751	1.703	1.650	1.592	1.561	1.527	1.491	1.452	1.409	1.360	43
1.747	1.699	1.646	1.588	1.557	1.523	1.487	1.448	1.404	1.354	44
1.744	1.695	1.643	1.585	1.553	1.519	1.483	1.443	1.399	1.349	45
1.741	1.692	1.639	1.581	1.549	1.515	1.479	1.439	1.395	1.344	46
1.738	1.689	1.636	1.578	1.546	1.512	1.475	1.435	1.391	1.340	47
1.735	1.686	1.633	1.574	1.542	1.508	1.472	1.431	1.387	1.335	48
1.732	1.683	1.630	1.571	1.539	1.505	1.468	1.428	1.383	1.331	49
1.729	1.680	1.627	1.568	1.536	1.502	1.465	1.424	1.379	1.327	50
1.707	1.657	1.603	1.543	1.511	1.476	1.437	1.395	1.348	1.291	60
1.680	1.629	1.574	1.513	1.479	1.443	1.403	1.358	1.307	1.245	80
1.652	1.601	1.545	1.482	1.447	1.409	1.368	1.320	1.265	1.193	120
1.625	1.573	1.516	1.451	1.415	1.376	1.332	1.281	1.219	1.130	240
1.599	1.546	1.487	1.421	1.383	1.342	1.295	1.240	1.169	1.000	∞

(統計数値表編集委員会編:簡約統計数値表, 日本規格協会, 1977)

表4　F 分布のパーセント点

$$F_a(\nu_1, \nu_2): \int_{F_a}^{\infty} \frac{1}{B\left(\frac{\nu_1}{2}, \frac{\nu_2}{2}\right)} \nu_1^{\frac{\nu_1}{2}} \nu_2^{\frac{\nu_2}{2}} F^{\frac{\nu_1}{2}-1} (\nu_2+\nu_1 F)^{-\frac{\nu_1+\nu_2}{2}} dF = a$$

$a=0.05$

$\nu_2 \backslash \nu_1$	1	2	3	4	5	6	7	8	9
1	161.448	199.500	215.707	224.583	230.162	233.986	236.768	238.883	240.543
2	18.513	19.000	19.164	19.247	19.296	19.330	19.353	19.371	19.385
3	10.128	9.552	9.277	9.117	9.013	8.941	8.887	8.845	8.812
4	7.709	6.944	6.591	6.388	6.256	6.163	6.094	6.041	5.999
5	6.608	5.786	5.409	5.192	5.050	4.950	4.876	4.818	4.772
6	5.987	5.143	4.757	4.534	4.387	4.284	4.207	4.147	4.099
7	5.591	4.737	4.347	4.120	3.972	3.866	3.787	3.726	3.677
8	5.318	4.459	4.066	3.838	3.687	3.581	3.500	3.438	3.388
9	5.117	4.256	3.863	3.633	3.482	3.374	3.293	3.230	3.179
10	4.965	4.103	3.708	3.478	3.326	3.217	3.135	3.072	3.020
11	4.844	3.982	3.587	3.357	3.204	3.095	3.012	2.948	2.896
12	4.747	3.885	3.490	3.259	3.106	2.996	2.913	2.849	2.796
13	4.667	3.806	3.411	3.179	3.025	2.915	2.832	2.767	2.714
14	4.600	3.739	3.344	3.112	2.958	2.848	2.764	2.699	2.646
15	4.543	3.682	3.287	3.056	2.901	2.790	2.707	2.641	2.588
16	4.494	3.634	3.239	3.007	2.852	2.741	2.657	2.591	2.538
17	4.451	3.592	3.197	2.965	2.810	2.699	2.614	2.548	2.494
18	4.414	3.555	3.160	2.928	2.773	2.661	2.577	2.510	2.456
19	4.381	3.522	3.127	2.895	2.740	2.628	2.544	2.477	2.423
20	4.351	3.493	3.098	2.866	2.711	2.599	2.514	2.447	2.393
21	4.325	3.467	3.072	2.840	2.685	2.573	2.488	2.420	2.366
22	4.301	3.443	3.049	2.817	2.661	2.549	2.464	2.397	2.342
23	4.279	3.422	3.028	2.796	2.640	2.528	2.442	2.375	2.320
24	4.260	3.403	3.009	2.776	2.621	2.508	2.423	2.355	2.300
25	4.242	3.385	2.991	2.759	2.603	2.490	2.405	2.337	2.282
26	4.225	3.369	2.975	2.743	2.587	2.474	2.388	2.321	2.265
27	4.210	3.354	2.960	2.728	2.572	2.459	2.373	2.305	2.250
28	4.196	3.340	2.947	2.714	2.558	2.445	2.359	2.291	2.236
29	4.183	3.328	2.934	2.701	2.545	2.432	2.346	2.278	2.223
30	4.171	3.316	2.922	2.690	2.534	2.421	2.334	2.266	2.211
31	4.160	3.305	2.911	2.679	2.523	2.409	2.323	2.255	2.199
32	4.149	3.295	2.901	2.668	2.512	2.399	2.313	2.244	2.189
33	4.139	3.285	2.892	2.659	2.503	2.389	2.303	2.235	2.179
34	4.130	3.276	2.883	2.650	2.494	2.380	2.294	2.225	2.170
35	4.121	3.267	2.874	2.641	2.485	2.372	2.285	2.217	2.161
36	4.113	3.259	2.866	2.634	2.477	2.364	2.277	2.209	2.153
37	4.105	3.252	2.859	2.626	2.470	2.356	2.270	2.201	2.145
38	4.098	3.245	2.852	2.619	2.463	2.349	2.262	2.194	2.138
39	4.091	3.238	2.845	2.612	2.456	2.342	2.255	2.187	2.131
40	4.085	3.232	2.839	2.606	2.449	2.336	2.249	2.180	2.124
41	4.079	3.226	2.833	2.600	2.443	2.330	2.243	2.174	2.118
42	4.073	3.220	2.827	2.594	2.438	2.324	2.237	2.168	2.112
43	4.067	3.214	2.822	2.589	2.432	2.318	2.232	2.163	2.106
44	4.062	3.209	2.816	2.584	2.427	2.313	2.226	2.157	2.101
45	4.057	3.204	2.812	2.579	2.422	2.308	2.221	2.152	2.096
46	4.052	3.200	2.807	2.574	2.417	2.304	2.216	2.147	2.091
47	4.047	3.195	2.802	2.570	2.413	2.299	2.212	2.143	2.086
48	4.043	3.191	2.798	2.565	2.409	2.295	2.207	2.138	2.082
49	4.038	3.187	2.794	2.561	2.404	2.290	2.203	2.134	2.077
50	4.034	3.183	2.790	2.557	2.400	2.286	2.199	2.130	2.073
60	4.001	3.150	2.758	2.525	2.368	2.254	2.167	2.097	2.040
80	3.960	3.111	2.719	2.486	2.329	2.214	2.126	2.056	1.999
120	3.920	3.072	2.680	2.447	2.290	2.175	2.087	2.016	1.959
240	3.880	3.033	2.642	2.409	2.252	2.136	2.048	1.977	1.919
∞	3.841	2.996	2.605	2.372	2.214	2.099	2.010	1.938	1.880

表にない自由度に対しては，自由度の逆数について線形補間を行って求める．

$a=0.05$

10	12	15	20	24	30	40	60	120	∞	v_1 / v_2
241.882	243.906	245.950	248.013	249.052	250.095	251.143	252.196	253.253	254.314	1
19.396	19.413	19.429	19.446	19.454	19.462	19.471	19.479	19.487	19.496	2
8.786	8.745	8.703	8.660	8.639	8.617	8.594	8.572	8.549	8.526	3
5.964	5.912	5.858	5.803	5.774	5.746	5.717	5.688	5.658	5.628	4
4.735	4.678	4.619	4.558	4.527	4.496	4.464	4.431	4.398	4.365	5
4.060	4.000	3.938	3.874	3.841	3.808	3.774	3.740	3.705	3.669	6
3.637	3.575	3.511	3.445	3.410	3.376	3.340	3.304	3.267	3.230	7
3.347	3.284	3.218	3.150	3.115	3.079	3.043	3.005	2.967	2.928	8
3.137	3.073	3.006	2.936	2.900	2.864	2.826	2.787	2.748	2.707	9
2.978	2.913	2.845	2.774	2.737	2.700	2.661	2.621	2.580	2.538	10
2.854	2.788	2.719	2.646	2.609	2.570	2.531	2.490	2.448	2.404	11
2.753	2.687	2.617	2.544	2.505	2.466	2.426	2.384	2.341	2.296	12
2.671	2.604	2.533	2.459	2.420	2.380	2.339	2.297	2.252	2.206	13
2.602	2.534	2.463	2.388	2.349	2.308	2.266	2.223	2.178	2.131	14
2.544	2.475	2.403	2.328	2.288	2.247	2.204	2.160	2.114	2.066	15
2.494	2.425	2.352	2.276	2.235	2.194	2.151	2.106	2.059	2.010	16
2.450	2.381	2.308	2.230	2.190	2.148	2.104	2.058	2.011	1.960	17
2.412	2.342	2.269	2.191	2.150	2.107	2.063	2.017	1.968	1.917	18
2.378	2.308	2.234	2.155	2.114	2.071	2.026	1.980	1.930	1.878	19
2.348	2.278	2.203	2.124	2.082	2.039	1.994	1.946	1.896	1.843	20
2.321	2.250	2.176	2.096	2.054	2.010	1.965	1.916	1.866	1.812	21
2.297	2.226	2.151	2.071	2.028	1.984	1.938	1.889	1.838	1.783	22
2.275	2.204	2.128	2.048	2.005	1.961	1.914	1.865	1.813	1.757	23
2.255	2.183	2.108	2.027	1.984	1.939	1.892	1.842	1.790	1.733	24
2.236	2.165	2.089	2.007	1.964	1.919	1.872	1.822	1.768	1.711	25
2.220	2.148	2.072	1.990	1.946	1.901	1.853	1.803	1.749	1.691	26
2.204	2.132	2.056	1.974	1.930	1.884	1.836	1.785	1.731	1.672	27
2.190	2.118	2.041	1.959	1.915	1.869	1.820	1.769	1.714	1.654	28
2.177	2.104	2.027	1.945	1.901	1.854	1.806	1.754	1.698	1.638	29
2.165	2.092	2.015	1.932	1.887	1.841	1.792	1.740	1.683	1.622	30
2.153	2.080	2.003	1.920	1.875	1.828	1.779	1.726	1.670	1.608	31
2.142	2.070	1.992	1.908	1.864	1.817	1.767	1.714	1.657	1.594	32
2.133	2.060	1.982	1.898	1.853	1.806	1.756	1.702	1.645	1.581	33
2.123	2.050	1.972	1.888	1.843	1.795	1.745	1.691	1.633	1.569	34
2.114	2.041	1.963	1.878	1.833	1.786	1.735	1.681	1.623	1.558	35
2.106	2.033	1.954	1.870	1.824	1.776	1.726	1.671	1.612	1.547	36
2.098	2.025	1.946	1.861	1.816	1.768	1.717	1.662	1.603	1.537	37
2.091	2.017	1.939	1.853	1.808	1.760	1.708	1.653	1.594	1.527	38
2.084	2.010	1.931	1.846	1.800	1.752	1.700	1.645	1.585	1.518	39
2.077	2.003	1.924	1.839	1.793	1.744	1.693	1.637	1.577	1.509	40
2.071	1.997	1.918	1.832	1.786	1.737	1.686	1.630	1.569	1.500	41
2.065	1.991	1.912	1.826	1.780	1.731	1.679	1.623	1.561	1.492	42
2.059	1.985	1.906	1.820	1.773	1.724	1.672	1.616	1.554	1.485	43
2.054	1.980	1.900	1.814	1.767	1.718	1.666	1.609	1.547	1.477	44
2.049	1.974	1.895	1.808	1.762	1.713	1.660	1.603	1.541	1.470	45
2.044	1.969	1.890	1.803	1.756	1.707	1.654	1.597	1.534	1.463	46
2.039	1.965	1.885	1.798	1.751	1.702	1.649	1.591	1.528	1.457	47
2.035	1.960	1.880	1.793	1.746	1.697	1.644	1.586	1.522	1.450	48
2.030	1.956	1.876	1.789	1.742	1.692	1.639	1.581	1.517	1.444	49
2.026	1.952	1.871	1.784	1.737	1.687	1.634	1.576	1.511	1.438	50
1.993	1.917	1.836	1.748	1.700	1.649	1.594	1.534	1.467	1.389	60
1.951	1.875	1.793	1.703	1.654	1.602	1.545	1.482	1.411	1.325	80
1.910	1.834	1.750	1.659	1.608	1.554	1.495	1.429	1.352	1.254	120
1.870	1.793	1.708	1.614	1.563	1.507	1.445	1.375	1.290	1.170	240
1.831	1.752	1.666	1.571	1.517	1.459	1.394	1.318	1.221	1.000	∞

例2: $a=0.05$, $v_1=20$, $v_2=150$ に対しては, $v_2=120$ と 240 の間で補間する.

$$p = \frac{\left(\frac{1}{150} - \frac{1}{240}\right)}{\left(\frac{1}{120} - \frac{1}{240}\right)} = 0.6$$

$F_{0.05}(20, 150) = p F_{0.05}(20, 120) + (1-p) F_{0.05}(20, 240) = 0.6 \times 1.659 + 0.4 \times 1.614 = 1.641$

(統計数値表編集委員会編: 簡約統計数値表, 日本規格協会, 1977)

表4　F分布のパーセント点

$$F_a(\nu_1, \nu_2): \int_{F_a}^{\infty} \frac{1}{B\left(\frac{\nu_1}{2}, \frac{\nu_2}{2}\right)} \nu_1^{\frac{\nu_1}{2}} \nu_2^{\frac{\nu_2}{2}} F^{\frac{\nu_1}{2}-1} (\nu_2 + \nu_1 F)^{-\frac{\nu_1+\nu_2}{2}} dF = a$$

$a=0.025$

ν_2 \ ν_1	1	2	3	4	5	6	7	8	9
1	647.789	799.500	864.163	899.583	921.848	937.111	948.217	956.656	963.285
2	38.506	39.000	39.165	39.248	39.298	39.331	39.355	39.373	39.387
3	17.443	16.044	15.439	15.101	14.885	14.735	14.624	14.540	14.473
4	12.218	10.649	9.979	9.605	9.364	9.197	9.074	8.980	8.905
5	10.007	8.434	7.764	7.388	7.146	6.978	6.853	6.757	6.681
6	8.813	7.260	6.599	6.227	5.988	5.820	5.695	5.600	5.523
7	8.073	6.542	5.890	5.523	5.285	5.119	4.995	4.899	4.823
8	7.571	6.059	5.416	5.053	4.817	4.652	4.529	4.433	4.357
9	7.209	5.715	5.078	4.718	4.484	4.320	4.197	4.102	4.026
10	6.937	5.456	4.826	4.468	4.236	4.072	3.950	3.855	3.779
11	6.724	5.256	4.630	4.275	4.044	3.881	3.759	3.664	3.588
12	6.554	5.096	4.474	4.121	3.891	3.728	3.607	3.512	3.436
13	6.414	4.965	4.347	3.996	3.767	3.604	3.483	3.388	3.312
14	6.298	4.857	4.242	3.892	3.663	3.501	3.380	3.285	3.209
15	6.200	4.765	4.153	3.804	3.576	3.415	3.293	3.199	3.123
16	6.115	4.687	4.077	3.729	3.502	3.341	3.219	3.125	3.049
17	6.042	4.619	4.011	3.665	3.438	3.277	3.156	3.061	2.985
18	5.978	4.560	3.954	3.608	3.382	3.221	3.100	3.005	2.929
19	5.922	4.508	3.903	3.559	3.333	3.172	3.051	2.956	2.880
20	5.871	4.461	3.859	3.515	3.289	3.128	3.007	2.913	2.837
21	5.827	4.420	3.819	3.475	3.250	3.090	2.969	2.874	2.798
22	5.786	4.383	3.783	3.440	3.215	3.055	2.934	2.839	2.763
23	5.750	4.349	3.750	3.408	3.183	3.023	2.902	2.808	2.731
24	5.717	4.319	3.721	3.379	3.155	2.995	2.874	2.779	2.703
25	5.686	4.291	3.694	3.353	3.129	2.969	2.848	2.753	2.677
26	5.659	4.265	3.670	3.329	3.105	2.945	2.824	2.729	2.653
27	5.633	4.242	3.647	3.307	3.083	2.923	2.802	2.707	2.631
28	5.610	4.221	3.626	3.286	3.063	2.903	2.782	2.687	2.611
29	5.588	4.201	3.607	3.267	3.044	2.884	2.763	2.669	2.592
30	5.568	4.182	3.589	3.250	3.026	2.867	2.746	2.651	2.575
31	5.549	4.165	3.573	3.234	3.010	2.851	2.730	2.635	2.558
32	5.531	4.149	3.557	3.218	2.995	2.836	2.715	2.620	2.543
33	5.515	4.134	3.543	3.204	2.981	2.822	2.701	2.606	2.529
34	5.499	4.120	3.529	3.191	2.968	2.808	2.688	2.593	2.516
35	5.485	4.106	3.517	3.179	2.956	2.796	2.676	2.581	2.504
36	5.471	4.094	3.505	3.167	2.944	2.785	2.664	2.569	2.492
37	5.458	4.082	3.493	3.156	2.933	2.774	2.653	2.558	2.481
38	5.446	4.071	3.483	3.145	2.923	2.763	2.643	2.548	2.471
39	5.435	4.061	3.473	3.135	2.913	2.754	2.633	2.538	2.461
40	5.424	4.051	3.463	3.126	2.904	2.744	2.624	2.529	2.452
41	5.414	4.042	3.454	3.117	2.895	2.736	2.615	2.520	2.443
42	5.404	4.033	3.446	3.109	2.887	2.727	2.607	2.512	2.435
43	5.395	4.024	3.438	3.101	2.879	2.719	2.599	2.504	2.427
44	5.386	4.016	3.430	3.093	2.871	2.712	2.591	2.496	2.419
45	5.377	4.009	3.422	3.086	2.864	2.705	2.584	2.489	2.412
46	5.369	4.001	3.415	3.079	2.857	2.698	2.577	2.482	2.405
47	5.361	3.994	3.409	3.073	2.851	2.691	2.571	2.476	2.399
48	5.354	3.987	3.402	3.066	2.844	2.685	2.565	2.470	2.393
49	5.347	3.981	3.396	3.060	2.838	2.679	2.559	2.464	2.387
50	5.340	3.975	3.390	3.054	2.833	2.674	2.553	2.458	2.381
60	5.286	3.925	3.343	3.008	2.786	2.627	2.507	2.412	2.334
80	5.218	3.864	3.284	2.950	2.730	2.571	2.450	2.355	2.277
120	5.152	3.805	3.227	2.894	2.674	2.515	2.395	2.299	2.222
240	5.088	3.746	3.171	2.839	2.620	2.461	2.341	2.245	2.167
∞	5.024	3.689	3.116	2.786	2.567	2.408	2.288	2.192	2.114

表にない自由度に対しては，自由度の逆数について線形補間を行って求める．

統計数値表

$a=0.025$

10	12	15	20	24	30	40	60	120	∞	v_1 / v_2
968.627	976.708	984.867	993.103	997.249	1001.414	1005.598	1009.800	1014.020	1018.258	1
39.398	39.415	39.431	39.448	39.456	39.465	39.473	39.481	39.490	39.498	2
14.419	14.337	14.253	14.167	14.124	14.081	14.037	13.992	13.947	13.902	3
8.844	8.751	8.657	8.560	8.511	8.461	8.411	8.360	8.309	8.257	4
6.619	6.525	6.428	6.329	6.278	6.227	6.175	6.123	6.069	6.015	5
5.461	5.366	5.269	5.168	5.117	5.065	5.012	4.959	4.904	4.849	6
4.761	4.666	4.568	4.467	4.415	4.362	4.309	4.254	4.199	4.142	7
4.295	4.200	4.101	3.999	3.947	3.894	3.840	3.784	3.728	3.670	8
3.964	3.868	3.769	3.667	3.614	3.560	3.505	3.449	3.392	3.333	9
3.717	3.621	3.522	3.419	3.365	3.311	3.255	3.198	3.140	3.080	10
3.526	3.430	3.330	3.226	3.173	3.118	3.061	3.004	2.944	2.883	11
3.374	3.277	3.177	3.073	3.019	2.963	2.906	2.848	2.787	2.725	12
3.250	3.153	3.053	2.948	2.893	2.837	2.780	2.720	2.659	2.595	13
3.147	3.050	2.949	2.844	2.789	2.732	2.674	2.614	2.552	2.487	14
3.060	2.963	2.862	2.756	2.701	2.644	2.585	2.524	2.461	2.395	15
2.986	2.889	2.788	2.681	2.625	2.568	2.509	2.447	2.383	2.316	16
2.922	2.825	2.723	2.616	2.560	2.502	2.442	2.380	2.315	2.247	17
2.866	2.769	2.667	2.559	2.503	2.445	2.384	2.321	2.256	2.187	18
2.817	2.720	2.617	2.509	2.452	2.394	2.333	2.270	2.203	2.133	19
2.774	2.676	2.573	2.464	2.408	2.349	2.287	2.223	2.156	2.085	20
2.735	2.637	2.534	2.425	2.368	2.308	2.246	2.182	2.114	2.042	21
2.700	2.602	2.498	2.389	2.331	2.272	2.210	2.145	2.076	2.003	22
2.668	2.570	2.466	2.357	2.299	2.239	2.176	2.111	2.041	1.968	23
2.640	2.541	2.437	2.327	2.269	2.209	2.146	2.080	2.010	1.935	24
2.613	2.515	2.411	2.300	2.242	2.182	2.118	2.052	1.981	1.906	25
2.590	2.491	2.387	2.276	2.217	2.157	2.093	2.026	1.954	1.878	26
2.568	2.469	2.364	2.253	2.195	2.133	2.069	2.002	1.930	1.853	27
2.547	2.448	2.344	2.232	2.174	2.112	2.048	1.980	1.907	1.829	28
2.529	2.430	2.325	2.213	2.154	2.092	2.028	1.959	1.886	1.807	29
2.511	2.412	2.307	2.195	2.136	2.074	2.009	1.940	1.866	1.787	30
2.495	2.396	2.291	2.178	2.119	2.057	1.991	1.922	1.848	1.768	31
2.480	2.381	2.275	2.163	2.103	2.041	1.975	1.905	1.831	1.750	32
2.466	2.366	2.261	2.148	2.088	2.026	1.960	1.890	1.815	1.733	33
2.453	2.353	2.248	2.135	2.075	2.012	1.946	1.875	1.799	1.717	34
2.440	2.341	2.235	2.122	2.062	1.999	1.932	1.861	1.785	1.702	35
2.429	2.329	2.223	2.110	2.049	1.986	1.919	1.848	1.772	1.687	36
2.418	2.318	2.212	2.098	2.038	1.974	1.907	1.836	1.759	1.674	37
2.407	2.307	2.201	2.088	2.027	1.963	1.896	1.824	1.747	1.661	38
2.397	2.298	2.191	2.077	2.017	1.953	1.885	1.813	1.735	1.649	39
2.388	2.288	2.182	2.068	2.007	1.943	1.875	1.803	1.724	1.637	40
2.379	2.279	2.173	2.059	1.998	1.933	1.866	1.793	1.714	1.626	41
2.371	2.271	2.164	2.050	1.989	1.924	1.856	1.783	1.704	1.615	42
2.363	2.263	2.156	2.042	1.980	1.916	1.848	1.774	1.694	1.605	43
2.355	2.255	2.149	2.034	1.972	1.908	1.839	1.766	1.685	1.596	44
2.348	2.248	2.141	2.026	1.965	1.900	1.831	1.757	1.677	1.586	45
2.341	2.241	2.134	2.019	1.957	1.893	1.824	1.750	1.668	1.578	46
2.335	2.234	2.127	2.012	1.951	1.885	1.816	1.742	1.661	1.569	47
2.329	2.228	2.121	2.006	1.944	1.879	1.809	1.735	1.653	1.561	48
2.323	2.222	2.115	1.999	1.937	1.872	1.803	1.728	1.646	1.553	49
2.317	2.216	2.109	1.993	1.931	1.866	1.796	1.721	1.639	1.545	50
2.270	2.169	2.061	1.944	1.882	1.815	1.744	1.667	1.581	1.482	60
2.213	2.111	2.003	1.884	1.820	1.752	1.679	1.599	1.508	1.400	80
2.157	2.055	1.945	1.825	1.760	1.690	1.614	1.530	1.433	1.310	120
2.102	1.999	1.888	1.766	1.700	1.628	1.549	1.460	1.354	1.206	240
2.048	1.945	1.833	1.708	1.640	1.566	1.484	1.388	1.268	1.000	∞

例3：$a=0.025$，$v_1=26$，$v_2=40$に対しては，$v_1=24$と30の間で補間する．

$$p=\frac{\left(\frac{1}{26}-\frac{1}{30}\right)}{\left(\frac{1}{24}-\frac{1}{30}\right)}=0.6154$$

$F_{0.025}(26, 30)=pF_{0.025}(24, 40)+(1-p)\cdot F_{0.025}(30, 40)=0.6154\times2.007+0.3846\times1.943=1.982$

（統計数値表編集委員会編：簡約統計数値表，日本規格協会，1977）

表4　F分布のパーセント点

$$F_a(\nu_1, \nu_2): \int_{F_a}^{\infty} \frac{1}{B\left(\frac{\nu_1}{2}, \frac{\nu_2}{2}\right)} \nu_1^{\frac{\nu_1}{2}} \nu_2^{\frac{\nu_2}{2}} F^{\frac{\nu_1}{2}-1} (\nu_2+\nu_1 F)^{-\frac{\nu_1 \cdot \nu_2}{2}} dF = a$$

$a=0.01$

$\nu_2 \backslash \nu_1$	1	2	3	4	5	6	7	8	9
1	4052.181	4999.500	5403.352	5624.583	5763.650	5858.986	5928.356	5981.070	6022.473
2	98.503	99.000	99.166	99.249	99.299	99.333	99.356	99.374	99.388
3	34.116	30.817	29.457	28.710	28.237	27.911	27.672	27.489	27.345
4	21.198	18.000	16.694	15.977	15.522	15.207	14.976	14.799	14.659
5	16.258	13.274	12.060	11.392	10.967	10.672	10.456	10.289	10.158
6	13.745	10.925	9.780	9.148	8.746	8.466	8.260	8.102	7.976
7	12.246	9.547	8.451	7.847	7.460	7.191	6.993	6.840	6.719
8	11.259	8.649	7.591	7.006	6.632	6.371	6.178	6.029	5.911
9	10.561	8.022	6.992	6.422	6.057	5.802	5.613	5.467	5.351
10	10.044	7.559	6.552	5.994	5.636	5.386	5.200	5.057	4.942
11	9.646	7.206	6.217	5.668	5.316	5.069	4.886	4.744	4.632
12	9.330	6.927	5.953	5.412	5.064	4.821	4.640	4.499	4.388
13	9.074	6.701	5.739	5.205	4.862	4.620	4.441	4.302	4.191
14	8.862	6.515	5.564	5.035	4.695	4.456	4.278	4.140	4.030
15	8.683	6.359	5.417	4.893	4.556	4.318	4.142	4.004	3.895
16	8.531	6.226	5.292	4.773	4.437	4.202	4.026	3.890	3.780
17	8.400	6.112	5.185	4.669	4.336	4.102	3.927	3.791	3.682
18	8.285	6.013	5.092	4.579	4.248	4.015	3.841	3.705	3.597
19	8.185	5.926	5.010	4.500	4.171	3.939	3.765	3.631	3.523
20	8.096	5.849	4.938	4.431	4.103	3.871	3.699	3.564	3.457
21	8.017	5.780	4.874	4.369	4.042	3.812	3.640	3.506	3.398
22	7.945	5.719	4.817	4.313	3.988	3.758	3.587	3.453	3.346
23	7.881	5.664	4.765	4.264	3.939	3.710	3.539	3.406	3.299
24	7.823	5.614	4.718	4.218	3.895	3.667	3.496	3.363	3.256
25	7.770	5.568	4.675	4.177	3.855	3.627	3.457	3.324	3.217
26	7.721	5.526	4.637	4.140	3.818	3.591	3.421	3.288	3.182
27	7.677	5.488	4.601	4.106	3.785	3.558	3.388	3.256	3.149
28	7.636	5.453	4.568	4.074	3.754	3.528	3.358	3.226	3.120
29	7.598	5.420	4.538	4.045	3.725	3.499	3.330	3.198	3.092
30	7.562	5.390	4.510	4.018	3.699	3.473	3.304	3.173	3.067
31	7.530	5.362	4.484	3.993	3.675	3.449	3.281	3.149	3.043
32	7.499	5.336	4.459	3.969	3.652	3.427	3.258	3.127	3.021
33	7.471	5.312	4.437	3.948	3.630	3.406	3.238	3.106	3.000
34	7.444	5.289	4.416	3.927	3.611	3.386	3.218	3.087	2.981
35	7.419	5.268	4.396	3.908	3.592	3.368	3.200	3.069	2.963
36	7.396	5.248	4.377	3.890	3.574	3.351	3.183	3.052	2.946
37	7.373	5.229	4.360	3.873	3.558	3.334	3.167	3.036	2.930
38	7.353	5.211	4.343	3.858	3.542	3.319	3.152	3.021	2.915
39	7.333	5.194	4.327	3.843	3.528	3.305	3.137	3.006	2.901
40	7.314	5.179	4.313	3.828	3.514	3.291	3.124	2.993	2.888
41	7.296	5.163	4.299	3.815	3.501	3.278	3.111	2.980	2.875
42	7.280	5.149	4.285	3.802	3.488	3.266	3.099	2.968	2.863
43	7.264	5.136	4.273	3.790	3.476	3.254	3.087	2.957	2.851
44	7.248	5.123	4.261	3.778	3.465	3.243	3.076	2.946	2.840
45	7.234	5.110	4.249	3.767	3.454	3.232	3.066	2.935	2.830
46	7.220	5.099	4.238	3.757	3.444	3.222	3.056	2.925	2.820
47	7.207	5.087	4.228	3.747	3.434	3.213	3.046	2.916	2.811
48	7.194	5.077	4.218	3.737	3.425	3.204	3.037	2.907	2.802
49	7.182	5.066	4.208	3.728	3.416	3.195	3.028	2.898	2.793
50	7.171	5.057	4.199	3.720	3.408	3.186	3.020	2.890	2.785
60	7.077	4.977	4.126	3.649	3.339	3.119	2.953	2.823	2.718
80	6.963	4.881	4.036	3.563	3.255	3.036	2.871	2.742	2.637
120	6.851	4.787	3.949	3.480	3.174	2.956	2.792	2.663	2.559
240	6.742	4.695	3.864	3.398	3.094	2.878	2.714	2.586	2.482
∞	6.635	4.605	3.782	3.319	3.017	2.802	2.639	2.511	2.407

例4： $a=0.01$, $\nu_1=26$, $\nu_2=150$に対しては，2段階に補間する．まずν_1について補間する．

$$p = \frac{\left(\frac{1}{26} - \frac{1}{30}\right)}{\left(\frac{1}{24} - \frac{1}{30}\right)} = 0.6154$$

$F_{0.01}(26, 120) = pF_{0.01}(24, 120) + (1-p)F_{0.01}(30, 120) = 1.915$

$F_{0.01}(26, 240) = pF_{0.01}(24, 240) + (1-p)F_{0.01}(30, 240) = 1.835$

$a=0.01$

10	12	15	20	24	30	40	60	120	∞	v_1 / v_2
6055.847	6106.321	6157.285	6208.730	6234.631	6260.649	6286.782	6313.030	6339.391	6365.864	1
99.399	99.416	99.433	99.449	99.458	99.466	99.474	99.482	99.491	99.499	2
27.229	27.052	26.872	26.690	26.598	26.505	26.411	26.316	26.221	26.125	3
14.546	14.374	14.198	14.020	13.929	13.838	13.745	13.652	13.558	13.463	4
10.051	9.888	9.722	9.553	9.466	9.379	9.291	9.202	9.112	9.020	5
7.874	7.718	7.559	7.396	7.313	7.229	7.143	7.057	6.969	6.880	6
6.620	6.469	6.314	6.155	6.074	5.992	5.908	5.824	5.737	5.650	7
5.814	5.667	5.515	5.359	5.279	5.198	5.116	5.032	4.946	4.859	8
5.257	5.111	4.962	4.808	4.729	4.649	4.567	4.483	4.398	4.311	9
4.849	4.706	4.558	4.405	4.327	4.247	4.165	4.082	3.996	3.909	10
4.539	4.397	4.251	4.099	4.021	3.941	3.860	3.776	3.690	3.602	11
4.296	4.155	4.010	3.858	3.780	3.701	3.619	3.535	3.449	3.361	12
4.100	3.960	3.815	3.665	3.587	3.507	3.425	3.341	3.255	3.165	13
3.939	3.800	3.656	3.505	3.427	3.348	3.266	3.181	3.094	3.004	14
3.805	3.666	3.522	3.372	3.294	3.214	3.132	3.047	2.959	2.868	15
3.691	3.553	3.409	3.259	3.181	3.101	3.018	2.933	2.845	2.753	16
3.593	3.455	3.312	3.162	3.084	3.003	2.920	2.835	2.746	2.653	17
3.508	3.371	3.227	3.077	2.999	2.919	2.835	2.749	2.660	2.566	18
3.434	3.297	3.153	3.003	2.925	2.844	2.761	2.674	2.584	2.489	19
3.368	3.231	3.088	2.938	2.859	2.778	2.695	2.608	2.517	2.421	20
3.310	3.173	3.030	2.880	2.801	2.720	2.636	2.548	2.457	2.360	21
3.258	3.121	2.978	2.827	2.749	2.667	2.583	2.495	2.403	2.305	22
3.211	3.074	2.931	2.781	2.702	2.620	2.535	2.447	2.354	2.256	23
3.168	3.032	2.889	2.738	2.659	2.577	2.492	2.403	2.310	2.211	24
3.129	2.993	2.850	2.699	2.620	2.538	2.453	2.364	2.270	2.169	25
3.094	2.958	2.815	2.664	2.585	2.503	2.417	2.327	2.233	2.131	26
3.062	2.926	2.783	2.632	2.552	2.470	2.384	2.294	2.198	2.097	27
3.032	2.896	2.753	2.602	2.522	2.440	2.354	2.263	2.167	2.064	28
3.005	2.868	2.726	2.574	2.495	2.412	2.325	2.234	2.138	2.034	29
2.979	2.843	2.700	2.549	2.469	2.386	2.299	2.208	2.111	2.006	30
2.955	2.820	2.677	2.525	2.445	2.362	2.275	2.183	2.086	1.980	31
2.934	2.798	2.655	2.503	2.423	2.340	2.252	2.160	2.062	1.956	32
2.913	2.777	2.634	2.482	2.402	2.319	2.231	2.139	2.040	1.933	33
2.894	2.758	2.615	2.463	2.383	2.299	2.211	2.118	2.019	1.911	34
2.876	2.740	2.597	2.445	2.364	2.281	2.193	2.099	2.000	1.891	35
2.859	2.723	2.580	2.428	2.347	2.263	2.175	2.082	1.981	1.872	36
2.843	2.707	2.564	2.412	2.331	2.247	2.159	2.065	1.964	1.854	37
2.828	2.692	2.549	2.397	2.316	2.232	2.143	2.049	1.947	1.837	38
2.814	2.678	2.535	2.382	2.302	2.217	2.128	2.034	1.932	1.820	39
2.801	2.665	2.522	2.369	2.288	2.203	2.114	2.019	1.917	1.805	40
2.788	2.652	2.509	2.356	2.275	2.190	2.101	2.006	1.903	1.790	41
2.776	2.640	2.497	2.344	2.263	2.178	2.088	1.993	1.890	1.776	42
2.764	2.629	2.485	2.332	2.251	2.166	2.076	1.981	1.877	1.762	43
2.754	2.618	2.475	2.321	2.240	2.155	2.065	1.969	1.865	1.750	44
2.743	2.608	2.464	2.311	2.230	2.144	2.054	1.958	1.853	1.737	45
2.733	2.598	2.454	2.301	2.220	2.134	2.044	1.947	1.842	1.726	46
2.724	2.588	2.445	2.291	2.210	2.124	2.034	1.937	1.832	1.714	47
2.715	2.579	2.436	2.282	2.201	2.115	2.024	1.927	1.822	1.704	48
2.706	2.571	2.427	2.274	2.192	2.106	2.015	1.918	1.812	1.693	49
2.698	2.562	2.419	2.265	2.183	2.098	2.007	1.909	1.803	1.683	50
2.632	2.496	2.352	2.198	2.115	2.028	1.936	1.836	1.726	1.601	60
2.551	2.415	2.271	2.115	2.032	1.944	1.849	1.746	1.630	1.494	80
2.472	2.336	2.192	2.035	1.950	1.860	1.763	1.656	1.533	1.381	120
2.395	2.260	2.114	1.956	1.870	1.778	1.677	1.565	1.432	1.250	240
2.321	2.185	2.039	1.878	1.791	1.696	1.592	1.473	1.325	1.000	∞

次いで，v_2 について補間する．

$$p=\frac{\left(\frac{1}{150}-\frac{1}{240}\right)}{\left(\frac{1}{120}-\frac{1}{240}\right)}=0.6$$

$F_{0.01}(26, 150)=pF_{0.01}(26, 120)+(1-p)\,F_{0.01}(26, 240)=1.883$

（統計数値表編集委員会編：簡約統計数値表，日本規格協会，1977）

表4　F分布のパーセント点

$$F_a(\nu_1, \nu_2): \int_{F_a}^{\infty} \frac{1}{B\left(\frac{\nu_1}{2}, \frac{\nu_2}{2}\right)} \nu_1^{\frac{\nu_1}{2}} \nu_2^{\frac{\nu_2}{2}} F^{\frac{\nu_1}{2}-1} (\nu_2 + \nu_1 F)^{-\frac{\nu_1+\nu_2}{2}} dF = a$$

$a = 0.005$

ν_2 \ ν_1	1	2	3	4	5	6	7	8	9	10
1	16210.723	19999.500	21614.741	22499.583	23055.798	23437.111	23714.566	23925.406	24091.004	24224.487
2	198.501	199.000	199.166	199.250	199.300	199.333	199.357	199.375	199.388	199.400
3	55.552	49.799	47.467	46.195	45.392	44.838	44.434	44.126	43.882	43.686
4	31.333	26.284	24.259	23.155	22.456	21.975	21.622	21.352	21.139	20.967
5	22.785	18.314	16.530	15.556	14.940	14.513	14.200	13.961	13.772	13.618
6	18.635	14.544	12.917	12.028	11.464	11.073	10.786	10.566	10.391	10.250
7	16.236	12.404	10.882	10.050	9.522	9.155	8.885	8.678	8.514	8.380
8	14.688	11.042	9.596	8.805	8.302	7.952	7.694	7.496	7.339	7.211
9	13.614	10.107	8.717	7.956	7.471	7.134	6.885	6.693	6.541	6.417
10	12.826	9.427	8.081	7.343	6.872	6.545	6.302	6.116	5.968	5.847
11	12.226	8.912	7.600	6.881	6.422	6.102	5.865	5.682	5.537	5.418
12	11.754	8.510	7.226	6.521	6.071	5.757	5.525	5.345	5.202	5.085
13	11.374	8.186	6.926	6.233	5.791	5.482	5.253	5.076	4.935	4.820
14	11.060	7.922	6.680	5.998	5.562	5.257	5.031	4.857	4.717	4.603
15	10.798	7.701	6.476	5.803	5.372	5.071	4.847	4.674	4.536	4.424
16	10.575	7.514	6.303	5.638	5.212	4.913	4.692	4.521	4.384	4.272
17	10.384	7.354	6.156	5.497	5.075	4.779	4.559	4.389	4.254	4.142
18	10.218	7.215	6.028	5.375	4.956	4.663	4.445	4.276	4.141	4.030
19	10.073	7.093	5.916	5.268	4.853	4.561	4.345	4.177	4.043	3.933
20	9.944	6.986	5.818	5.174	4.762	4.472	4.257	4.090	3.956	3.847
21	9.830	6.891	5.730	5.091	4.681	4.393	4.179	4.013	3.880	3.771
22	9.727	6.806	5.652	5.017	4.609	4.322	4.109	3.944	3.812	3.703
23	9.635	6.730	5.582	4.950	4.544	4.259	4.047	3.882	3.750	3.642
24	9.551	6.661	5.519	4.890	4.486	4.202	3.991	3.826	3.695	3.587
25	9.475	6.598	5.462	4.835	4.433	4.150	3.939	3.776	3.645	3.537
26	9.406	6.541	5.409	4.785	4.384	4.103	3.893	3.730	3.599	3.492
27	9.342	6.489	5.361	4.740	4.340	4.059	3.850	3.687	3.557	3.450
28	9.284	6.440	5.317	4.698	4.300	4.020	3.811	3.649	3.519	3.412
29	9.230	6.396	5.276	4.659	4.262	3.983	3.775	3.613	3.483	3.377
30	9.180	6.355	5.239	4.623	4.228	3.949	3.742	3.580	3.450	3.344
31	9.133	6.317	5.204	4.590	4.196	3.918	3.711	3.549	3.420	3.314
32	9.090	6.281	5.171	4.559	4.166	3.889	3.682	3.521	3.392	3.286
33	9.050	6.248	5.141	4.531	4.138	3.861	3.655	3.495	3.366	3.260
34	9.012	6.217	5.113	4.504	4.112	3.836	3.630	3.470	3.341	3.235
35	8.976	6.188	5.086	4.479	4.088	3.812	3.607	3.447	3.318	3.212
36	8.943	6.161	5.062	4.455	4.065	3.790	3.585	3.425	3.296	3.191
37	8.912	6.135	5.038	4.433	4.043	3.769	3.564	3.404	3.276	3.171
38	8.882	6.111	5.016	4.412	4.023	3.749	3.545	3.385	3.257	3.152
39	8.854	6.088	4.995	4.392	4.004	3.731	3.526	3.367	3.239	3.134
40	8.828	6.066	4.976	4.374	3.986	3.713	3.509	3.350	3.222	3.117
41	8.803	6.046	4.957	4.356	3.969	3.696	3.492	3.334	3.206	3.101
42	8.779	6.027	4.940	4.339	3.953	3.680	3.477	3.318	3.191	3.086
43	8.757	6.008	4.923	4.324	3.937	3.665	3.462	3.304	3.176	3.071
44	8.735	5.991	4.907	4.308	3.923	3.651	3.448	3.290	3.162	3.057
45	8.715	5.974	4.892	4.294	3.909	3.638	3.435	3.276	3.149	3.044
46	8.695	5.958	4.877	4.280	3.896	3.625	3.422	3.264	3.137	3.032
47	8.677	5.943	4.864	4.267	3.883	3.612	3.410	3.252	3.125	3.020
48	8.659	5.929	4.850	4.255	3.871	3.601	3.398	3.240	3.113	3.009
49	8.642	5.915	4.838	4.243	3.860	3.589	3.387	3.229	3.102	2.998
50	8.626	5.902	4.826	4.232	3.849	3.579	3.376	3.219	3.092	2.988
60	8.495	5.795	4.729	4.140	3.760	3.492	3.291	3.134	3.008	2.904
80	8.335	5.665	4.611	4.029	3.652	3.387	3.188	3.032	2.907	2.803
120	8.179	5.539	4.497	3.921	3.548	3.285	3.087	2.933	2.808	2.705
240	8.027	5.417	4.387	3.816	3.447	3.187	2.991	2.837	2.713	2.610
∞	7.879	5.298	4.279	3.715	3.350	3.091	2.897	2.744	2.621	2.519

$a=0.005$

12	15	20	24	30	40	60	120	∞	v_1 / v_2
24426.366	24630.205	24835.971	24939.565	25043.628	25148.153	25253.137	25358.573	25464.458	1
199.416	199.433	199.450	199.458	199.466	199.475	199.483	199.491	199.500	2
43.387	43.085	42.778	42.622	42.466	42.308	42.149	41.989	41.828	3
20.705	20.438	20.167	20.030	19.892	19.752	19.611	19.468	19.325	4
13.384	13.146	12.903	12.780	12.656	12.530	12.402	12.274	12.144	5
10.034	9.814	9.589	9.474	9.358	9.241	9.122	9.001	8.879	6
8.176	7.968	7.754	7.645	7.534	7.422	7.309	7.193	7.076	7
7.015	6.814	6.608	6.503	6.396	6.288	6.177	6.065	5.951	8
6.227	6.032	5.832	5.729	5.625	5.519	5.410	5.300	5.188	9
5.661	5.471	5.274	5.173	5.071	4.966	4.859	4.750	4.639	10
5.236	5.049	4.855	4.756	4.654	4.551	4.445	4.337	4.226	11
4.906	4.721	4.530	4.431	4.331	4.228	4.123	4.015	3.904	12
4.643	4.460	4.270	4.173	4.073	3.970	3.866	3.758	3.647	13
4.428	4.247	4.059	3.961	3.862	3.760	3.655	3.547	3.436	14
4.250	4.070	3.883	3.786	3.687	3.585	3.480	3.372	3.260	15
4.099	3.920	3.734	3.638	3.539	3.437	3.332	3.224	3.112	16
3.971	3.793	3.607	3.511	3.412	3.311	3.206	3.097	2.984	17
3.860	3.683	3.498	3.402	3.303	3.201	3.096	2.987	2.873	18
3.763	3.587	3.402	3.306	3.208	3.106	3.000	2.891	2.776	19
3.678	3.502	3.318	3.222	3.123	3.022	2.916	2.806	2.690	20
3.602	3.427	3.243	3.147	3.049	2.947	2.841	2.730	2.614	21
3.535	3.360	3.176	3.081	2.982	2.880	2.774	2.663	2.545	22
3.475	3.300	3.116	3.021	2.922	2.820	2.713	2.602	2.484	23
3.420	3.246	3.062	2.967	2.868	2.765	2.658	2.546	2.428	24
3.370	3.196	3.013	2.918	2.819	2.716	2.609	2.496	2.377	25
3.325	3.151	2.968	2.873	2.774	2.671	2.563	2.450	2.330	26
3.284	3.110	2.928	2.832	2.733	2.630	2.522	2.408	2.287	27
3.246	3.073	2.890	2.794	2.695	2.592	2.483	2.369	2.247	28
3.211	3.038	2.855	2.759	2.660	2.557	2.448	2.333	2.210	29
3.179	3.006	2.823	2.727	2.628	2.524	2.415	2.300	2.176	30
3.149	2.976	2.793	2.697	2.598	2.494	2.385	2.269	2.144	31
3.121	2.948	2.766	2.670	2.570	2.466	2.356	2.240	2.114	32
3.095	2.922	2.740	2.644	2.544	2.440	2.330	2.213	2.087	33
3.071	2.898	2.716	2.620	2.520	2.415	2.305	2.188	2.060	34
3.048	2.876	2.693	2.597	2.497	2.392	2.282	2.164	2.036	35
3.027	2.854	2.672	2.576	2.475	2.371	2.260	2.141	2.013	36
3.007	2.834	2.652	2.556	2.455	2.350	2.239	2.120	1.991	37
2.988	2.816	2.633	2.537	2.436	2.331	2.220	2.100	1.970	38
2.970	2.798	2.615	2.519	2.418	2.313	2.201	2.081	1.950	39
2.953	2.781	2.598	2.502	2.401	2.296	2.184	2.064	1.932	40
2.937	2.765	2.583	2.486	2.385	2.280	2.167	2.047	1.914	41
2.922	2.750	2.567	2.471	2.370	2.264	2.152	2.030	1.897	42
2.908	2.736	2.553	2.457	2.356	2.250	2.137	2.015	1.881	43
2.894	2.722	2.540	2.443	2.342	2.236	2.123	2.000	1.866	44
2.881	2.709	2.527	2.430	2.329	2.222	2.109	1.987	1.851	45
2.869	2.697	2.514	2.418	2.316	2.210	2.096	1.973	1.837	46
2.857	2.685	2.502	2.406	2.304	2.198	2.084	1.960	1.824	47
2.846	2.674	2.491	2.394	2.293	2.186	2.072	1.948	1.811	48
2.835	2.663	2.480	2.384	2.282	2.175	2.061	1.937	1.798	49
2.825	2.653	2.470	2.373	2.272	2.164	2.050	1.925	1.786	50
2.742	2.570	2.387	2.290	2.187	2.079	1.962	1.834	1.689	60
2.641	2.470	2.286	2.188	2.084	1.974	1.854	1.720	1.563	80
2.544	2.373	2.188	2.089	1.984	1.871	1.747	1.606	1.431	120
2.450	2.278	2.093	1.993	1.886	1.770	1.640	1.488	1.281	240
2.358	2.187	2.000	1.898	1.789	1.669	1.533	1.364	1.000	∞

(統計数値表編集委員会編：簡約統計数値表，日本規格協会，1977)

索 引

略語

Cov_{xy} (covariance, コバリアンス) ············ 73
$C.V.$ (coefficient of variation, コエフィシェントオブバリエーション) ······················ 62
Me (median, メディアン) ······················ 56
Mo (mode, モード) ······························ 57
Q (quartile, クォータイル) ····················· 59
r_{xy} (correlation coefficient, コリレーションコエフィシェント) ······················· 73
R (range, レンジ) ································ 58
s, S (standard deviation, スタンダードデビエーション) ························· 61
s^2, S^2 (エス2乗) ································ 104
V (variance, バリアンス) ······················· 61
$\bar{x}$ (エックスバー, mean, ミーン) ······ 54, 104
σ^2 (シグマ2乗) ································· 104
Σ (シグマ) ······································· 55
μ (ミュー) ·· 104

英数

100%棒グラフ ······································ 29
2峰性 ·· 137
3次元のグラフ ······································ 38
coefficient of variation ···························· 62
correlation coefficient ···························· 73
covariance ·· 73
DPCの基礎調査 ······································ 9
DPC調査室 ·· 12
mean ·· 54
mean deviation ····································· 60
median ·· 56

mode ·· 57
quartile deviation ·································· 59
quartile range ······································· 59
Range ··· 58
standard deviation ································ 61
variance ·· 61
α ·· 118
χ^2検定 ·· 127
β ·· 118

あ

一様分布 ·· 85
院内報告書 ··· 40
上側信頼限界 ······································· 110
円グラフ ·· 27
帯グラフ ·· 29
折れ線グラフ ······································· 31

か

回帰直線 ·· 75
階級 ·· 50
階級値 ··· 50
確率 ·· 84
確率分布 ·· 85
確率変数 ·· 85
可視化 ·· 141
片側検定 ··· 120
片側対立仮説 ······································ 120
カテゴリー ··· 21
間隔尺度 ·· 18, 48
完全相関 ·· 74

158

観測度数	127
がん登録	9
棄却	117
記述統計	44
期待値	88
期待度数	127
共分散	73
距離尺度	48
区間推定	104
クモの巣グラフ	34
クロス集計表	68
検定	114
検定統計量	120
コーディング	9
口演	37
口頭発表	37

さ

最小2乗法	75
採択	117
最頻値	57
算術平均	54
散布図	70
散布度	58
下側信頼限界	110
質的変量	18, 47
四分位数	59
四分位範囲	59
四分位偏差	59
尺度	46
集団	44
自由度	105
周辺確率分布	127
出現頻度	137
順序尺度	18, 46
序数尺度	46
信頼区間	110
信頼係数	110

診療情報管理士	9, 12
推測統計学	18, 83
推定	104
推定量	104
正規分布	85, 94
正の相関	72
全数調査	82
層化	82
相加平均	54
層化無作為抽出法	82
相関関係	67
相関係数	73
相対度数	49
双峰型	87
総和	105

た

第1種の誤り	118
第2種の誤り	118
代表値	54
対立仮説	117
多峰型	87
単峰型	87
中央値	56
積み上げ棒グラフ	26
強い相関	72
データ	3
データベース	4
点推定	104
統計的推測	83
統計量	44, 82, 104
独立性の検定	127
度数	49
度数分布図	52
度数分布表	49, 63

は

パーセンタイル ……………………… 57, 59
箱ひげ図 ……………………………… 34
外れ値 ………………………………… 55
範囲 …………………………………… 58
比尺度 ………………………………… 48
ヒストグラム ………………………… 52
左に歪んだ分布 ……………………… 87
表計算ソフト ………………………… 21
標準化変数 …………………………… 98
標準正規分布 ………………………… 100
標準偏差 ……………………………… 61
標本 …………………………………… 82
標本調査 ……………………………… 82
標本分散 ………………………… 82, 104
標本分布 ………………………… 82, 108
標本平均 ………………………… 82, 104
比率尺度 ……………………………… 48
比例尺度 ………………………… 18, 48
負の相関 ……………………………… 72
不偏分散 ……………………………… 105
分割表 …………………………… 68, 127
分散 …………………………………… 61
分布 …………………………………… 83
平均値 …………………………… 54, 134
平均偏差 ……………………………… 60
平方 …………………………………… 106
偏差 ……………………………… 60, 106
偏差積和 ……………………………… 73
偏差平方和 ……………………… 60, 105
変数 ……………………………… 46, 83
変動係数 ……………………………… 62
変量 ………………………… 18, 46, 83
棒グラフ ……………………………… 21
母集団 ………………………………… 82
母集団分布 …………………………… 82
母数 …………………………………… 104
ポスター ……………………………… 39
母分散 …………………………… 82, 104
母平均 …………………………… 82, 104

ま

右に歪んだ分布 ……………………… 87
無作為 ………………………………… 82
無作為抽出法 ………………………… 82
無相関 ………………………………… 72
名義尺度 ………………………… 18, 46
名目尺度 ……………………………… 46
面グラフ ……………………………… 34
モザイク図 …………………………… 69

や

有意水準 ………………………… 116, 119
横並び棒グラフ ……………………… 25
弱い相関 ……………………………… 72

ら・わ

両側検定 ……………………………… 120
両側対立仮説 ………………………… 120
量的変量 ………………………… 18, 48, 50
累積相対度数 ………………………… 49
累積度数 ……………………………… 49
レーダー図 …………………………… 34
論文原稿 ……………………………… 38

診療情報管理士のためのやさしい医療統計学

定価　本体2,800円（税別）

2010年 3月31日	発　行
2011年 7月12日	第 2 刷発行
2012年 4月20日	第 3 刷発行
2012年12月10日	第 4 刷発行
2014年 5月10日	第 5 刷発行
2015年 5月10日	第 6 刷発行
2016年 6月20日	第 7 刷発行
2018年 1月20日	第 8 刷発行
2020年 3月10日	第 9 刷発行
2023年 3月31日	第10刷発行

監　修　　日本病院会 診療情報管理士教育委員会

編　集　　日本診療情報管理学会 生涯教育委員会

発行人　　武田　信

発行所　　株式会社　じ　ほ　う

　　　　　101-8421　東京都千代田区神田猿楽町1-5-15（猿楽町SSビル）
　　　　　振替　00190-0-900481
　　　　　＜大阪支局＞
　　　　　541-0044　大阪市中央区伏見町2-1-1（三井住友銀行高麗橋ビル）
　　　　　お問い合わせ　https://www.jiho.co.jp/contact/

©2010　　　　　　　　組版　(株)ビーコム　印刷　(株)日本制作センター
Printed in Japan

本書の複写にかかる複製，上映，譲渡，公衆送信（送信可能化を含む）の各権利は株式会社じほうが管理の委託を受けています。

JCOPY ＜出版者著作権管理機構 委託出版物＞

本書の無断複製は著作権法上での例外を除き禁じられています。
複製される場合は，そのつど事前に，出版者著作権管理機構（電話 03-5244-5088，FAX 03-5244-5089, e-mail：info@jcopy.or.jp）の許諾を得てください。

万一落丁，乱丁の場合は，お取替えいたします。
ISBN 978-4-8407-4100-2